상위 4%를 만드는

1등급 다이어트

상위 4%를 만드는
1등급 다이어트

초판 1쇄 발행 | 2017년 1월 20일
초판 3쇄 발행 | 2017년 2월 15일

지은이 | 강태은
펴낸이 | 박영욱
펴낸곳 | 깊은나무

편　집 | 허현자 · 이소담
마케팅 | 최석진
표지 및 본문 디자인 | 서정희

주　소 | 서울시 마포구 서교동 468-2
이메일 | bookrose@naver.com
페이스북 | facebook.com/bookocean21
블로그 | blog.naver.com/bookocean
전　화 | 편집문의: 02-325-9172　영업문의: 02-322-6709
팩　스 | 02-3143-3964

출판신고번호 | 제313-2007-000197호

ISBN 978-89-98822-33-0(23510)

이 도서의 국립중앙도서관 출판예정도서목록(CIP)은 서지정보유통지원시스템 홈페이지(http://seoji.nl.go.kr)와 국가자료공동목록시스템 (http://www.nl.go.kr/kolisnet)에서 이용하실 수 있습니다.
(CIP제어번호: CIP2016031546)

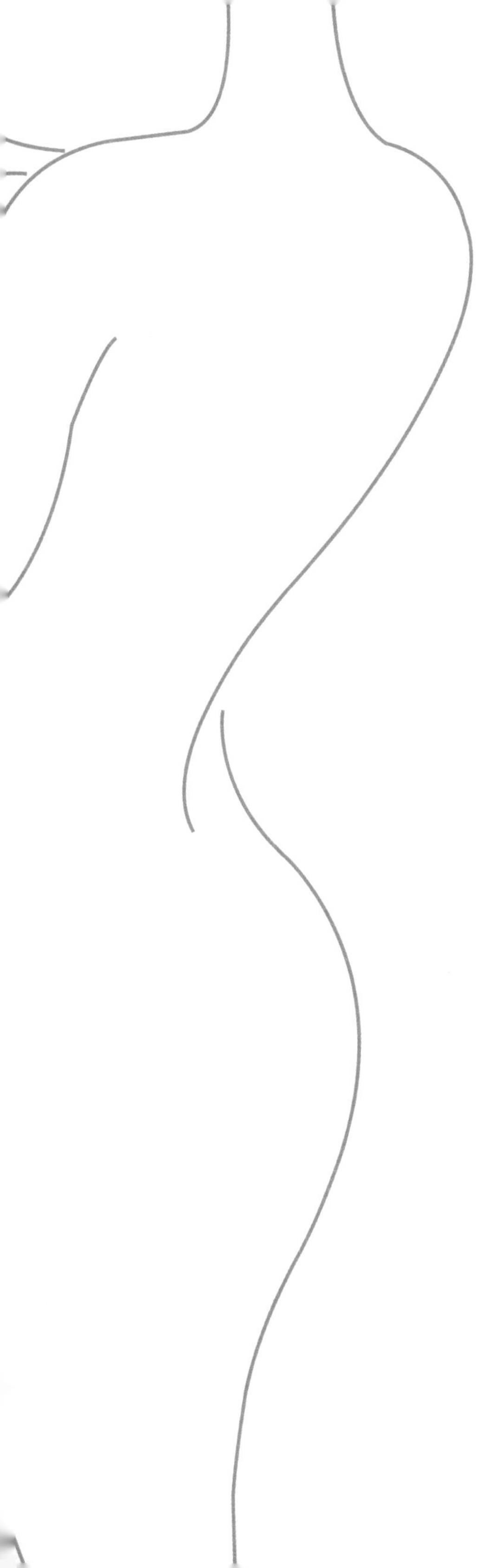

상위 4%를 만드는

1등급 다이어트

강태은 지음

깊은나무

프롤로그

자신을 속이지 말라. 한국인은 1등급으로 살아야 직성이 풀린다

한국은 경쟁이 심한 사회다. 한 외국인 교수님이 이런 말을 했었다.

"한국 학생들은 다릅니다. 교수님, 저 몇 등이지요?(Professeur, where is my grade?) 하고 항상 자신의 등수를 묻습니다."

등수와 등급에 익숙한 한국인들은 단순히 자신의 성적이 과거보다 향상되었음에 만족하지 않는다. 남들보다 더 높은 등급을 받기 원하고, 남들보다 더 우수하기를 바란다. 한국의 교육열이 세계 최고라는 것은 내 자녀만은 1등급, 최상위권을 차지해야 한다는 심리가 반영된 것은 아닐까?

과연 1등급이란 무엇일까?

1등급의 국어사전적 정의는 없다. 하지만, 육류, 엔진, 성적 등 각종 분야에서 최상위의 등급으로 '1등급'을 사용한다. 우리 국민에게 가장 익숙한 수능과 내신의 1등급 기준을 아는가? 상위 4%를 의미한다. 즉, 100명

중 4등 안에 드는 것이다. 이 1등급의 의미는 여러 가지로 해석할 수 있다. 단순한 상위권이 아닌, 최상위권이니까 이들의 성적은 과목별 평균치보다 당연히 높다. 결코 평균이 아니다. 평균으로 만족해서는 1등급이 되기 힘들고 대학에 입학할 수 있는 문턱도 높아지게 된다. 선택의 다양성도 축소된다.

우리는 누구나 상위 4%를 꿈꿀 것이다. 내 배우자가 상위 4%의 능력자라면 얼마나 좋을까, 또 내 자녀가 항상 상위 4%의 성적을 유지한다면 얼마나 좋을까, 그리고 내 몸이 상위 4% 안에 드는 몸이라면 얼마나 좋을까.

'상위 4% 안에 드는 몸', 입으로 한 번 소리를 내어 따라해 보길 바란다. 무언가 가슴 떨림이 느껴지지 않는가. 상위 4%의 몸을 가진 자는 어떤 옷이든 마음껏 선택하여 패션을 즐길 수 있고, 음식을 먹을 때도 건강과 체형을 생각한 최고의 미식을 즐기려 할 것이며, 외부의 방해 요소에도 끄떡없다. '~ 때문에' 라는 핑계가 없다. 마치 상위 4%의 1등급 학생들은 시험의 난이도와 상관없이 항상 고득점, 평균보다 높은 성적을 유지할 수 있는 여유와 실력이 있는 것처럼 말이다.

지금부터 필자는 이러한 1등급 몸을 만들 수 있는 1등급 다이어트를 소개하려 한다.

평균이 아닌, 1등급이다. 따라서 1등급 다이어트에는 전략이 필요하다. 전략이 없으면 실패한다. 무조건 열심히만 한다고 성적이 향상되고, 다이어트가 성공하지는 않는다.

따라서 필자는 1등급 몸을 만들기 위해 필요한 내용들을 쏙쏙 정리하여 1등급 다이어트를 말해주고 싶다. 1등급이니만큼 단순히 옆집 아줌마에 국한되어 효과를 보았던 건강식품 추천이나 독하게 실천하면 살이 빠진다는 현란한 설득이 아니다. 철저히 최신까지 연구되어진 논문과 실제 비만클리닉에서 15년간 활용했던 경험을 바탕으로 건강과 다이어트, 두 마리 토끼를 잡도록 도와줄 것이다.

필자는 1등급 다이어트를 이렇게 정의한다. 우리의 마음과 몸을 최적의 효율적인 상태로 만들어주고, 불필요한 지방은 더 이상 붙지 않는 몸, 그리고 그 몸을 만들 수 있는 비밀의 열쇠가 1등급 다이어트다.

더 이상 평균에 만족하지 말자. 오늘의 평균은 내일의 비만이 될 수도 있다. 오늘 나의 체질량지수가 평균이라면 적어도 내후년 고지방이나 비만이 될 가능성이 높다. 자신에게 솔직해지자. 진실로 평균의 몸에 만족하는가?

필자는 현재 비만과 질병을 동반한 어려움을 겪고 있거나, 살은 쪘지만 어쩔 수 없이 일에만 몰두하고 있는 과지방 이상의 여성이라도, 또 체중은 정상이나 군살 때문에 마음대로 옷을 선택할 수 없는 젊은 여성이라도 1등급 다이어트로 1등급 몸을 만들 수 있음을 강조하고 싶다.

단 한 번뿐인 나의 인생, 가장 소중한 내 몸을 1등급으로 만들 수 있는 지식과 지혜를 이 책을 통해 함께 공유하기를 바란다.

1등급 삶을 꿈꾸는 이들을 위한
1등급 다이어트 전문가
강 태 은

차례

PART 2 1등급 다이어트 1개월

첫 번째 목표 : 평균체중 만들기

PART 3 1등급 다이어트 2개월

두 번째 목표 : 1등급 체중 만들기

PART 4 1등급 다이어트 3개월

최종 목표 : 1등급 체중의 회복탄력성

1등급 다이어트 **1개월** 12가지 실천법 한눈에 보기

실천법 ❶
버리고 채우는 1등급들의 뒤엎기

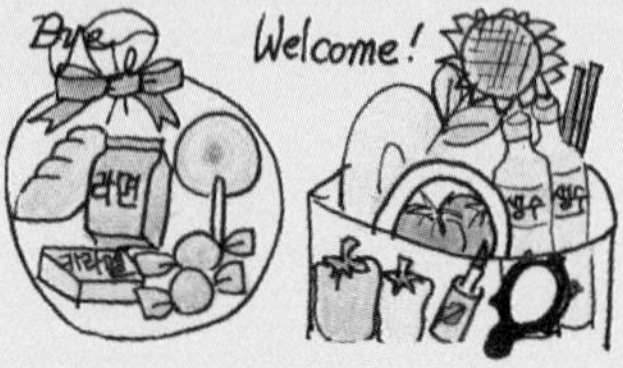

실천법 ❷
허튼소리에 망한다.
내 몸에만 까칠해져라

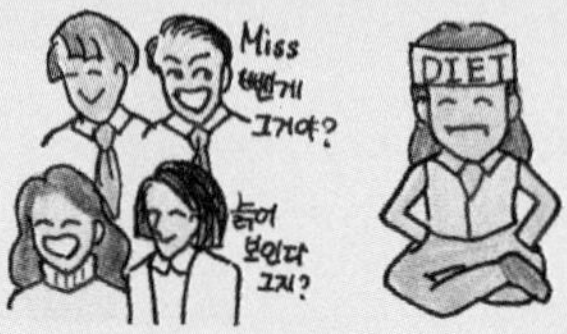

실천법 ❸
식욕상승의 끝장판, 독한 운동은
당신을 건강한 돼지로 만든다

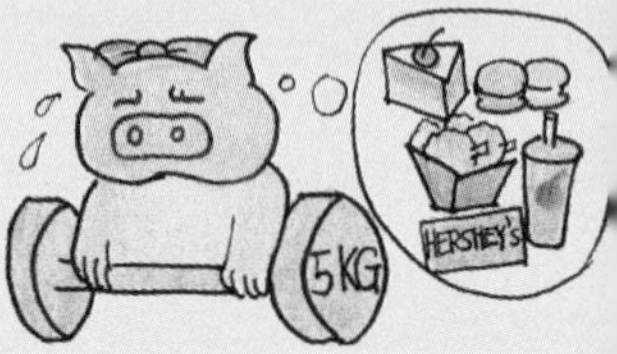

실천법 ❹
당신의 인생을 역전시킬 최고의
아이템은 밀가루

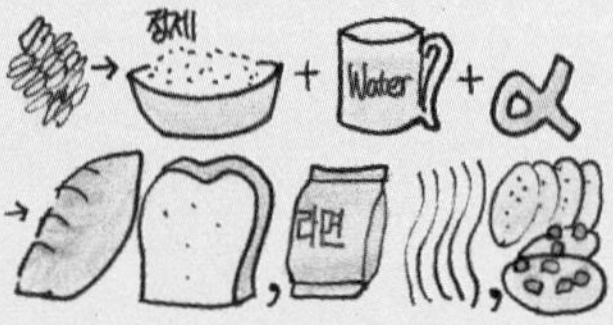

실천법 ❺
남의 살을 먹을수록 내 살이
빠진다

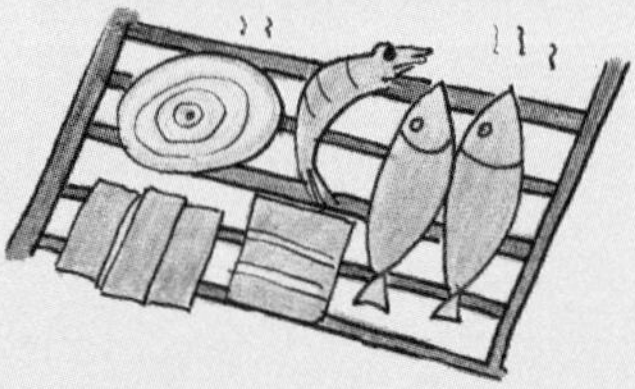

실천법 ❻
체중감소의 더블 시크릿,
깨버려라 중독

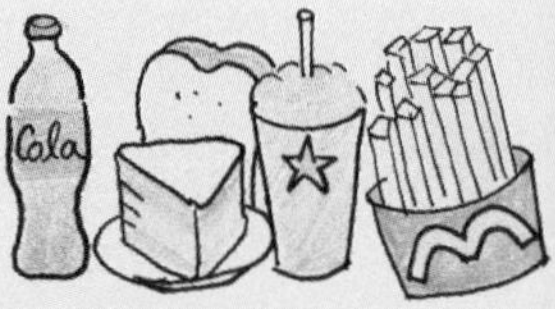

실천법 ❼
상위 4%는 1등급만 먹는다

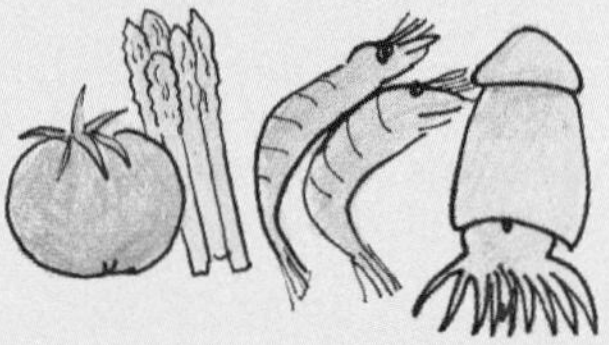

실천법 ❽
화내지 않는 연습보다 화나지
않는 연습을 하라

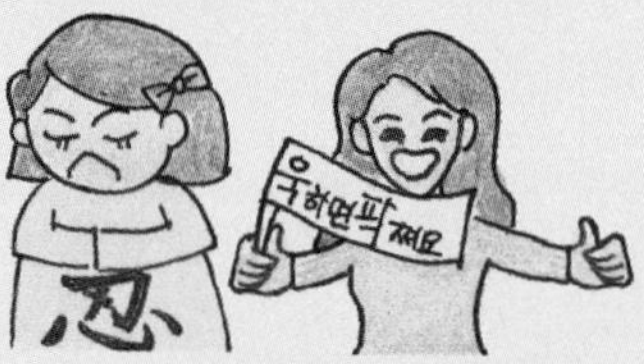

실천법 ❾
식욕조절약은 내성이 있지만,
식욕조절 음식은 내성이 없다

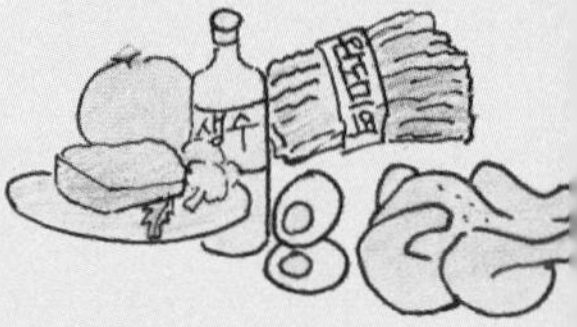

실천법 ❿
세상엔 분명 폭식해도 좋은
음식이 있다

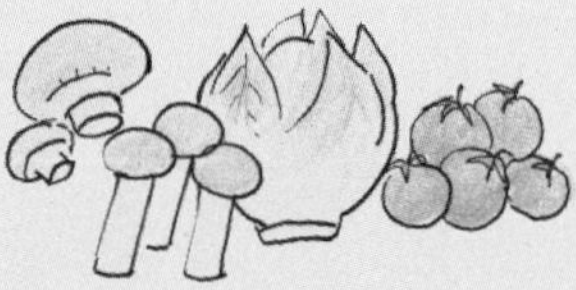

실천법 ⓫
가장 편한 공간에서 가장
불편한 옷을 입어라

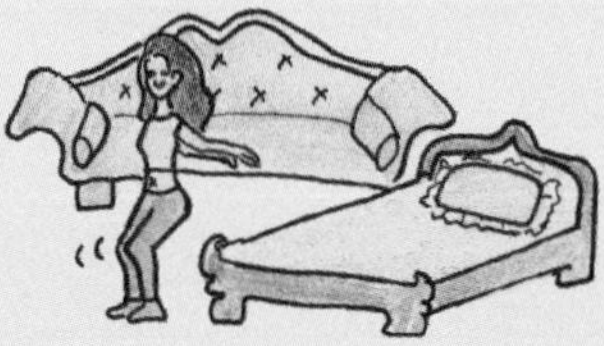

실천법 ⓬
구내식당 다이어트 백서

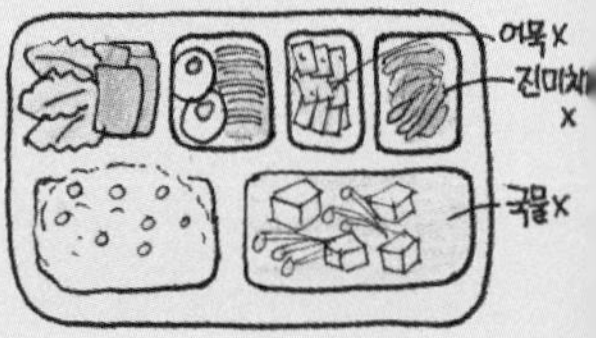

실천법❶
나의 과일 마감시간은 AM 8:59

실천법❷
기계로 갈지 말고 치아로 갈아라

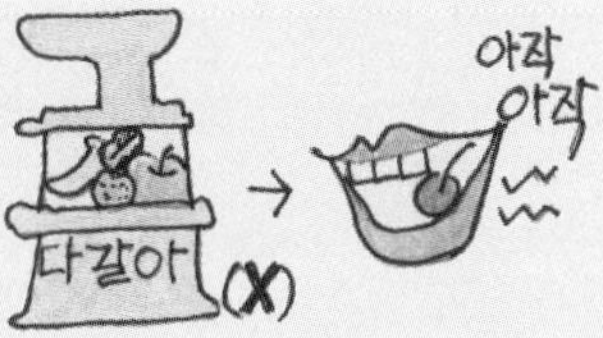

실천법❸
배출력을 키우고 저장력을 줄여라

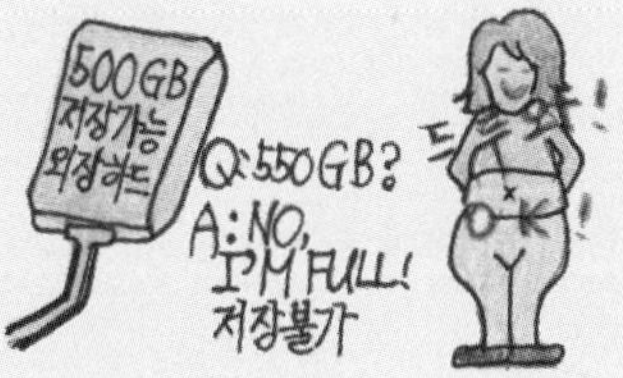

실천법❹
11시에서 7시, 골든타임을 노려라

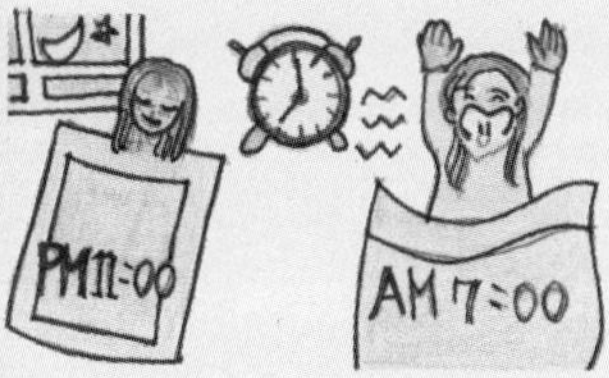

실천법❺
건강한 음식도 품 안의
지방을 만든다

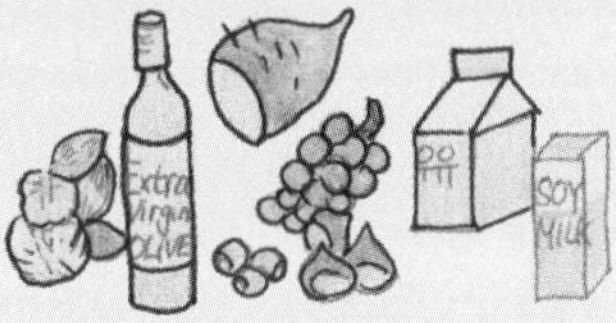

실천법❻
무엇이든 키워라. 뱀이라도 키워라

실천법❼
디톡스가 웬말인가?
독소를 안 만들면 그만

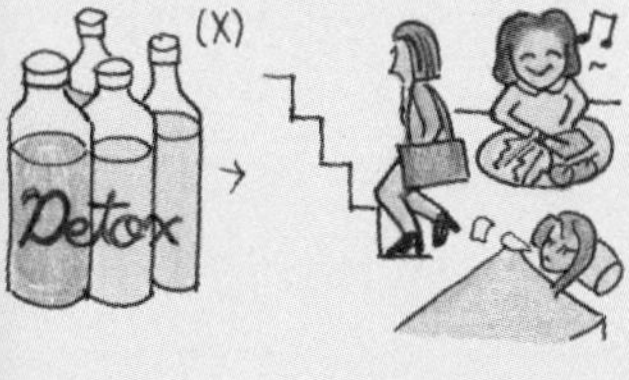

실천법❽
1등급 음식과 좋아하는 음식의
교집합을 찾아라

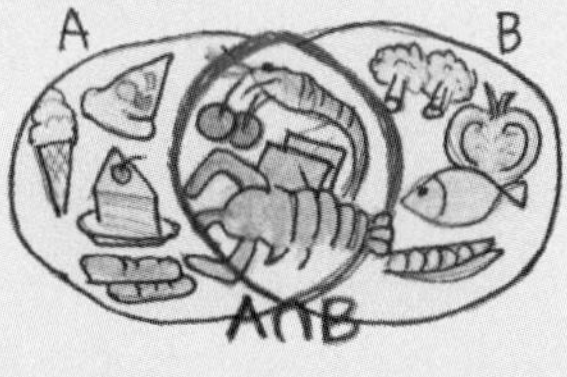

실천법❾
게으른 요리로 1등급을 만들어라

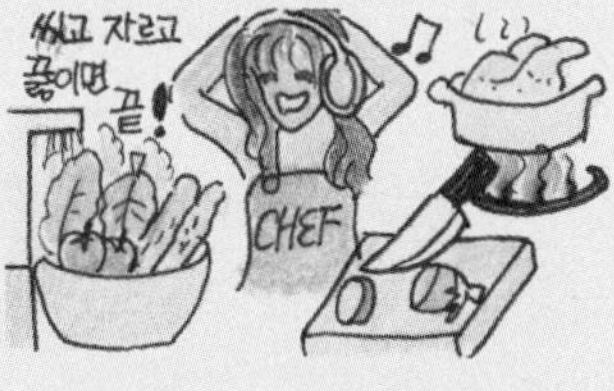

실천법❿
상상스트레스가 지방을 키운다

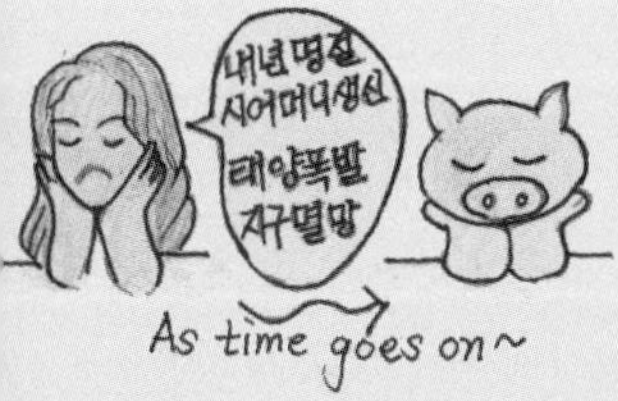

실천법⓫
어금니에 끼는 전분 탄수화물을 빼라

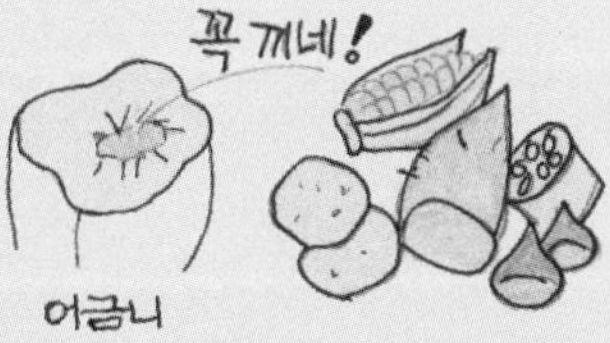

실천법⓬
마른반찬은 비만반찬이다

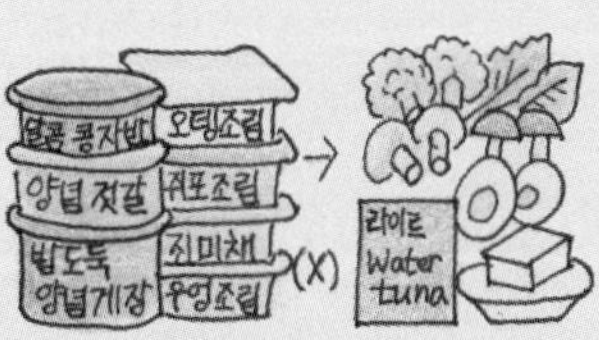

1등급 다이어트 3개월 12가지 실천법 한눈에 보기

실천법❶
일곱 분을 제외하고 모두 합격입니다

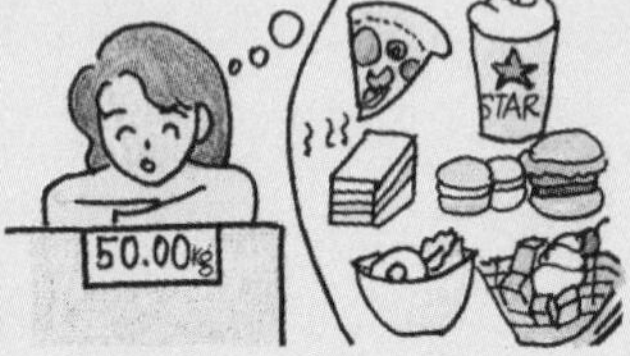

실천법❷
인간성과 주량이 비례한다고?

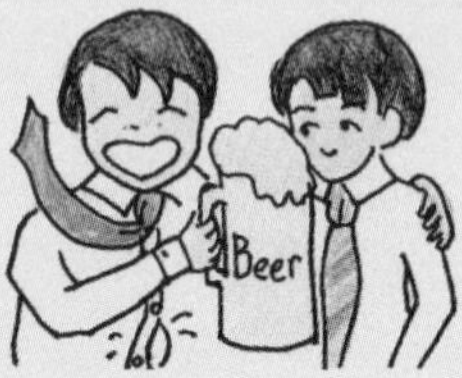

실천법❸
제로(zero)를 피하면 1등급이 보인다

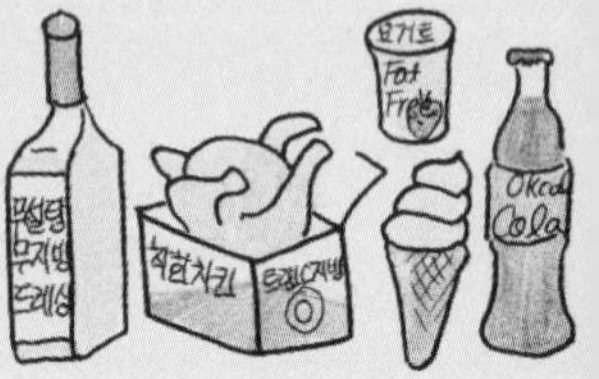

실천법❹
식사계획표는 식욕 리모컨이다

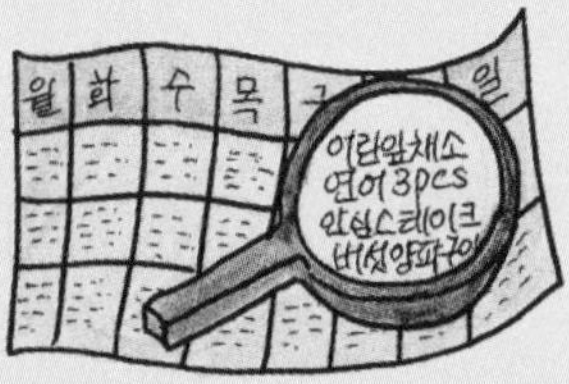

실천법❺
1등급만 아는 메뉴판 해석 시크릿

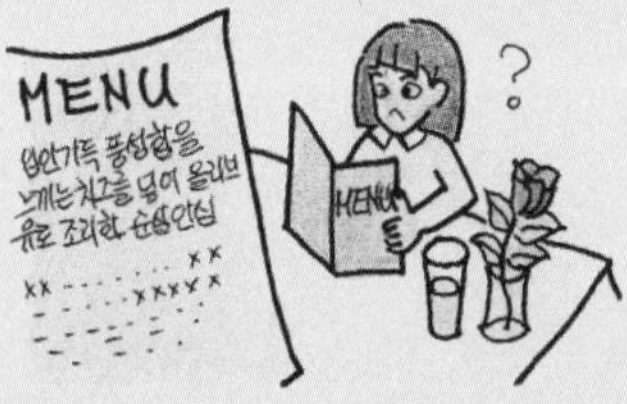

실천법❻
애완견과 산책하라. 행복하게 살 빠진다

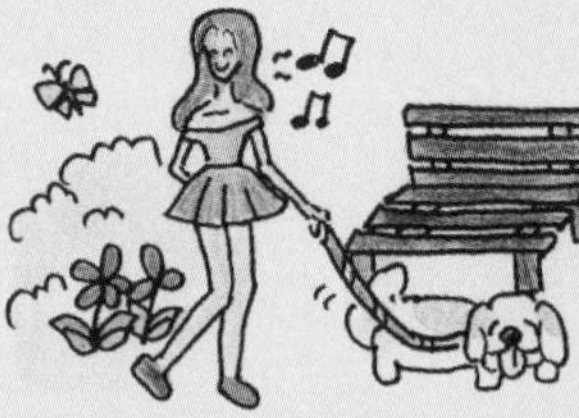

실천법❼
스페셜데이를 이기면
당신의 몸이 특별해진다

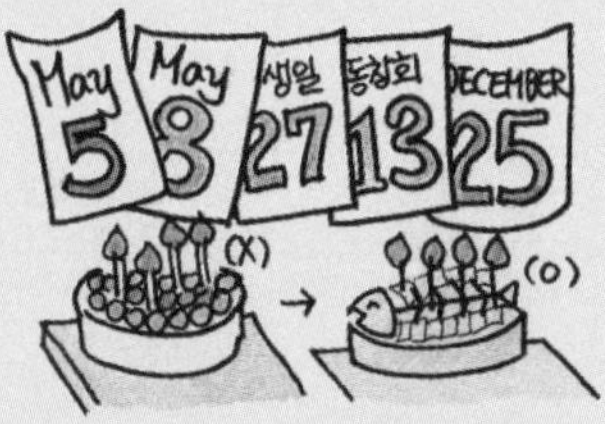

실천법❽
냉장고 속에 당신의 체중이 숨어있다

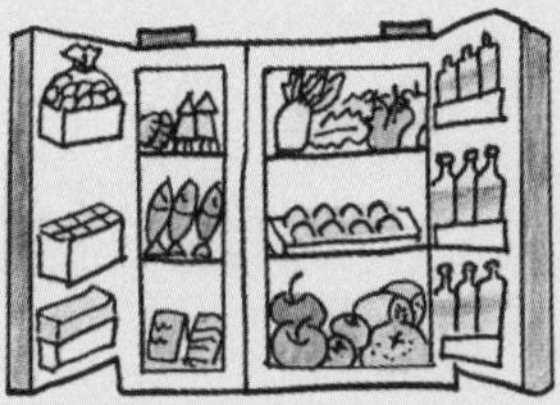

실천법❾
1등급들의 비밀 옷장

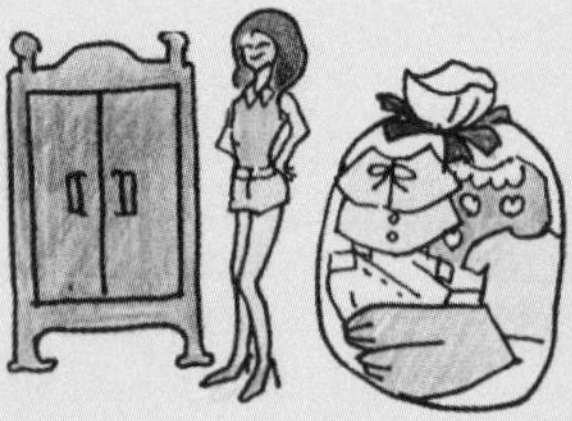

실천법❿
겟 어웨이(get away) 다이어트

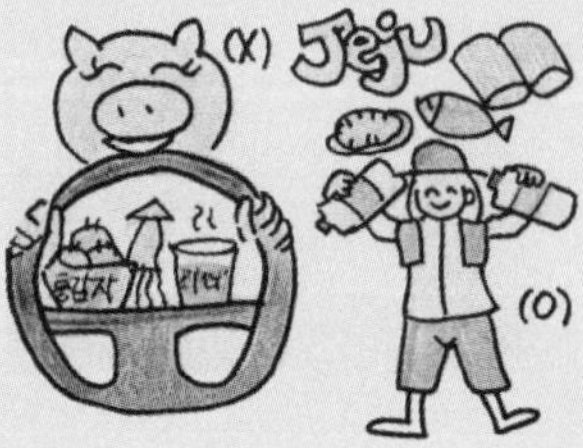

실천법⓫
최상체중, 회복탄력성 3일 훈련법

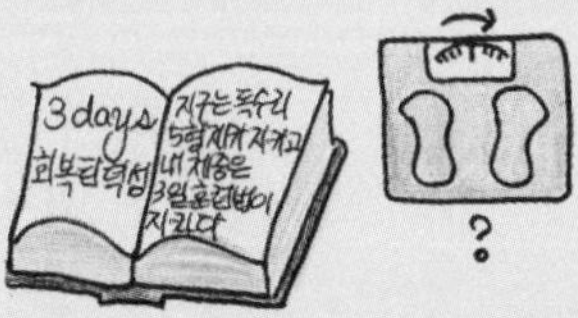

실천법⓬
보아라, 느껴라, 들어라, 맡아라.
살이 빠진다

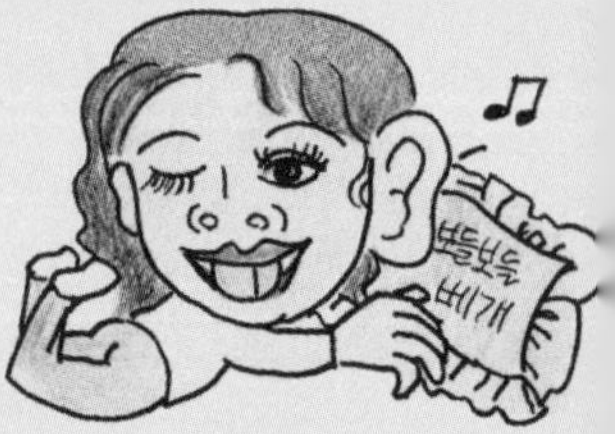

Part 1

왜 1등급 다이어트여야만 하는가?

1등급 다이어트 선언

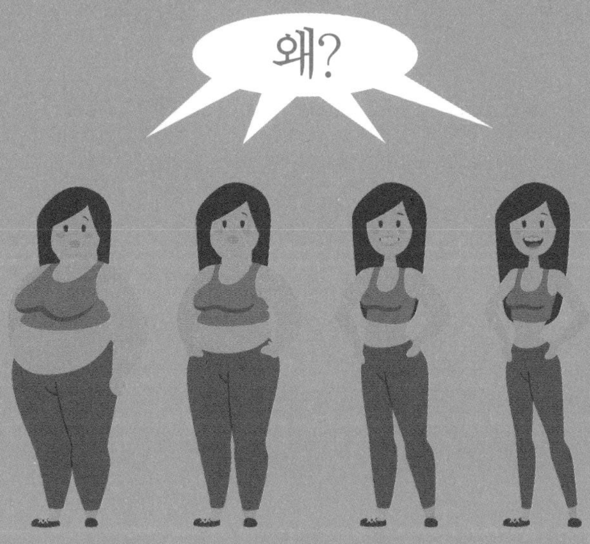

리얼 사례분석 ❶ 단식형

무조건 굶고 빼는 초저열량식 다이어트

"그동안 어떤 다이어트로 살 빼 보셨어요?" 이런 질문을 하면 열 명 중 반 이상은 굶고 빼서 성공한 적이 있다고 한다. 다이어트를 하면서 살이 빠졌다 쪘다를 반복하는 사람은 대부분 두 가지 유형이다.

첫째, 독하게 마음 먹고 한 두 달 섭취량을 절대적으로 줄인 후 본인 체중의 10% 이상, 또는 10kg 이상을 뺐다가 다시 그 이상으로 살이 쪄 버리는 사람들이다.

둘째, 1~2kg 조금 뺐다가 다시 3~4kg 늘었다가 제자리 눈금을 깡충 깡충 뛰어다니는 토끼처럼 거의 변동 없는 다이어트를 하는 경우이다. 하지만, 그런 변동 없는 체중조절을 수년간 해 온 사람들조차, 언젠가는 마음먹고 굶는다면 나도 체중을 많이 뺄 수 있을 것이라 상상한다.

필자 또한 초저열량 식이로 다이어트를 했던 경험이 있다. 둥그런 얼굴형 때문에 '쟁반', '보름달'과 같은 단어만 들어도 유난히 민감하게 반응했었는데, 대학입시 이후 두 정거장을 매일 걸어 다니며 10kg 이상을 뺐음에도 여전히 통통해 보인다는 소리를 들었다.

나는 최대한 마른 체형으로 만들어 이미지를 바꾸겠다는 생각에 초저열량 다이어트를 시도했다. 아침만 먹고 새벽에 도서관에 나가 친구들이 도저히 찾을 수 없는 5층 구석진 자리에 책을 펴놓고 하루 1L의 저지방우유만 먹으며 무리한 다이어트를 했었다. 어쨌든 여성들의 꿈의 몸무게 '48kg'을 찍은 후 나는 42.195km를 쉬지 않고 질주한 마라톤 선수보다 더 지쳐버렸다. 앉기만 하면 잠이 오고 무기력했다. 글자도 눈에 들어오지 않았다. 그 생기발랄해야 할 대학시절에!

내가 그 초저열량 다이어트를 그만 두게 된 계기는 바로 생리의 중단이었다. 초경 때부터 생리량이 많아 생리 때만 되면 중무장을 했었는데 초저열량 식이로 살을 빼고 난 후 약 5개월 동안 생리혈이 한 방울도 나오지 않았다. 아무한테도 말도 못 하고 슬슬 영양가 있는 음식을 섭취하기 시작하고 체중을 조금씩 늘리면서 다시 정상 생리가 시작되었다.

비만클리닉 상담실로 어렵게 문을 두드리는 분들 중에는 과거의 나와 닮아 있는 분들이 많다. 정말 안타깝다.

25세의 여성이 있다. 고등학교 시절, 앉아서 공부만 하면서 체중이 25kg 늘었다고 한다. 대학만 붙으면 어떻게든 체중을 빼 주겠다는 엄마와의 약속을 믿고 대학 합격 후 단식원에 들어갔다. 아침은 우유 한 잔,

점심은 닭가슴살과 샐러드, 저녁은 생식, 하루 물 4L를 섭취하며 두 달간 약 15kg을 뺐다. 결과가 만족스러웠으나 즐거운 대학생활의 시작과 함께 신입생환영회, 서클활동 등을 즐기며 5개월 동안 체중은 무섭게 불어났다. 다시 20kg이 찐 것이다.

여름방학 동안 다시 단식원에 들어갔다. 체중을 약 10~13kg을 뺀 후 학교생활을 하면서 다시 찌고, 이러한 방식으로 일 년에 1~2차례 단식원에서 '굶고 빼기' '과식하고 찌우기'를 반복하였다. 졸업 후 취업을 앞두고 살은 너무 불어나 결국 또 다시 입원식 단식프로그램에 참여하게 되었다. 식단은 기존 단식원과 다르지 않았다.

아침은 삶은 계란 한 알, 점심에는 종이컵 반 컵의 현미밥, 무염 닭가슴살 약 2/3컵, 물김치 한 컵, 생오이 스틱 3개, 저녁엔 방울토마토 10알, 그리고 온종일 물 3L 섭취, 점심과 저녁 사이에 러닝머신 뛰기 2시간이다. 소위 초저열량 식이를 하면서 운동을 병행하게 해 준다는 건강단식 프로그램이었다.

하지만 이 여성의 2달간의 노력의 결과는 좌절스러웠다. 다른 사람들은 동일한 기간 동안 20kg씩 빠지는데 자신은 단 4~5kg만 빠진 것이다.

프로그램 코치는 다른 사람들보다 기초대사율이 떨어져 체중이 잘 안 빠진 결과라며 퇴소 후에도 지속적인 노력이 필요하다고 조언했다. 그녀는 식욕을 참아가며 버텨보았지만 퇴소 후 3일 동안 다시 5kg을 찌웠다고 한다. 2개월 동안 많은 부분을 포기하고 갖다 바친 몇 백만 원의 비용과 시간들이 물거품이 되었다며 울먹이고 있었다.

그녀는 간단한 혈액검사 결과만으로도 이미 살을 찌우려는 호르몬의 수치 변화가 있었고 체성분 검사에서도 근육량의 소실이 나타났다. 상담을 하면서 가장 궁금했던 것은, 단식 프로그램 종료 후 3일 동안 도대체 무엇을 섭취했는지였다.

아침은 고구마 1개, 점심에는 계란 1개, 방울토마토 7알, 저녁은 고구마 8개, 다음날은 고구마를 점차 증량하다가 하루 종일 총 10개의 고구마를 먹었다. 또 저녁 9시 먹방을 보다가 라면에 계란을 넣어 끓여먹었다고 한다. 살찔까봐 무섭고, 단식의 고통이 두렵고 아까워 과자나 빵만큼은 손을 안 대었지만, 정말 참을 수 없는 식욕을 조절하지 못했다고 한다.

뷔페에 가서 미친 듯이 폭식을 한 것도 아니고, 다른 폭식하는 사람들처럼 2만 원 어치 과자쇼핑을 해서 앉은 자리에서 온종일 먹어댄 것도 아니었다. 그런데 단 3일 만에 체중은 올라갔다.

이 긴긴 사연을 가진 여성, 무엇이 잘못 되었을까?

그녀는 우리 몸을 마치 짐을 채우거나 빼내는 여행가방처럼 생각한 것이다. 짐을 덜 넣으면 가벼워지고, 짐을 더 넣으면 무거워지는 가방과 동일하게 본 것이다. 대부분의 사람들이 그렇게 생각한다. 하지만, 사람의 몸은 다르다. 많은 음식을 넣어주면 몸의 무게는 늘어나겠지만, 그렇다고 적은 음식을 넣거나 음식을 아예 안 넣어준다고 몸의 무게가 쉽게 빠져주지 않는다.

우리의 몸은 굉장히 과학적이고 치밀하다. 음식 하나가 들어가면서 그 음식의 영양에 따라 반응하고 변화하는 효소의 작용, 뇌 안에서 이루어지는 신경전달물질의 자극과 호르몬의 변화, 그리고 그 변화에 따른 대사들이 총체적으로 미세하게 변화하기 시작한다. 그리고 먹지 못하는 스트레스가 증가하여, 식욕이 당기지만 그 식욕을 또 참아야 한다. 왜? 먹으면 살 찔 테니까.

사람의 몸은 하나의 변화에 상호연관성을 가지며 변화하기 때문에 굶고 있는 그 시간이 길어질수록 몸은 점점 더 살을 찌울 채비를 시작한다. 생존하기 위한 똑똑한 인체의 생리이다.

많은 한국여성들이 이와 비슷한 사이클을 겪는다. 더구나 걸 그룹과 아이돌 그룹의 K-Pop이 전 세계인의 갈채를 받는 이 시대, 공부만 했던 한국의 중고생이 일제히 다이어트를 시작한다. 공부 못하는 것 때문에 고민하는 학생보다 빼빼 마르지 못해서 고민하는 학생들이 많아지면서 거식증을 앓는 청소년들도 증가하고 있다.

무엇이 잘못된 것일까? 굶기만 하면 빠져야 하는데, 왜 굶어도 우리 몸은 다시 살찌는 시스템을 새롭게 준비하는 것일까?

문제점

섭취량 하나만 줄여서 다이어트를 시도할 경우에 에너지 소비와 스트레스에 영향을 주어 체중과 식욕을 늘리게 된다. 또한 섭취량 감소에 따른 배고픔은 그렐린(ghrelin,식욕을 증가시키는 호르몬)이 상승하여 결국 섭취량이 다시 늘어나는 결과를 초래한다.

에너지 섭취의 변화는 결국 에너지 소비, 스트레스와 상호연관성을 갖고 신진대사 적응을 하게 되고, 에너지 섭취의 감소가 결국 다시 에너지 섭취의 증가로 이어지는 부메랑효과까지 이끌게 되는 것이다.

리얼 사례분석 ❷
헬스형

살 빼려면 헬스클럽을 가야 한다

몇 년 전 '헬스걸' 이라는 방송프로그램이 큰 인기를 끌었다. 유명 개그우먼이 독한 운동으로 체중을 감소시켜 시청자들에게 직접 공개하는 프로그램이었다. 방송의 영향으로 다이어트 할 때는 굶는 것이 최고라고 여겼던 다수의 여성들이 갑자기 운동으로 살빼기 전략을 바꾸는 붐이 일어났다. 대중매체의 영향력을 실감할 정도였지만 반대로 많은 여성들이 독한 운동을 하는데도 체중이 안 빠진다며 호소해 왔다. 재미있는 사실은 굶어서 체중이 안 빠졌을 때보다, 운동을 했는데 체중이 안 빠졌을 때엔 대부분 분노에 차 있었다. "나 같은 사람이 이렇게까지 몸을 움직여주었는데, 이런 피나는 노력을 했는데 체중은 왜 안 빠지는 거야!"

운동만으로 살빼기를 시도했던 한 여성의 사례를 소개해 보겠다.

어린 시절 미국에서 태어나 청소년기를 보내고 대학교, 대학원을 거쳐, 취업을 위해 한국으로 들어왔다. 문화가 전혀 다른 미국에서 성장했지만, 자신이 한국인이니 한국생활은 충분히 적응을 잘 할 수 있으리라 생각하고 국내 취업을 결정했었다고 한다. 미국에서는 160cm에 68kg 정도면 충분히 봐 줄만한 체형에 옷만 잘 선택해서 입으면 날씬하게도 보일 수 있는 몸매라고 여기면서 다이어트에 대한 스트레스 없이 성장해 왔었다.

그러나 한국은 달랐다. 어디를 가든지 그녀는 튼튼하고 힘센 여성이라며 날씬한 동료 여직원과 차별당했다. 그녀는 자존심이 상했고, 살을 빼기로 단단히 마음먹었다.

이 여성이 선택한 살빼기 방법은 바로 미국 문화에 영향을 받은 피트니스 센터 등록하기였다. 유명 대기업에 다니는 바쁜 직장인임에도 하루 3~4시간씩 운동에 시간을 할애했다. 새벽 4시에 일어났고, 퇴근한 이후에는 꼭 2시간씩 운동을 했으며 주말에는 피트니스클럽에서 하루 5시간 운동을 했다고 한다. 하지만 피나는 노력에도 절대 체중은 빠지지 않았다. 오히려 뱃살도 늘어난 것 같고, 스트레스도 심해져 자신은 살이 안 빠지는 체질이라며 체질적 결함으로 다이어트의 실패를 탓하기 시작하였다. 도대체 왜 체중이 안 빠지는 것일까?

이 여성의 섭취 패턴을 알고자 식사일기를 쓰게 하고 주중, 주말의 일기 내용을 살펴보았다. 아침 새벽 4시 단백질 셰이크에 우유 300ml로 시작한다. 출근할 때 스타벅스에 들러 샌드위치와 카페모카를 사 간다. 추가 시럽을 넣지 않음을 무척 강조한다.

점심식사만큼은 이틀에 한 번 꼴로 본인이 가장 좋아한다는 피자헛 피자를 먹는다. 레귤러 사이즈 한 판에 까르보나라 파스타를 먹고 라이트콜라를 섭취한다. 후식으로 시럽을 넣지 않은 라떼를 먹는다.

점심과 저녁 사이 4시 경이 되면 배가 고파서 도저히 일을 할 수 없다. 이때 곡물과자와 카카오 50%의 초콜릿 100g 또는 초콜릿 바 또는 치즈케이크와 마카롱을 2개 섭취한다. 저녁 운동을 하고 돌아오면 9시 30분이다. 허기가 심해서 잠을 잘 수 없다고 한다. 이때 참기름에 등심이나 살치살을 구워 먹고 된장찌개에 밥을 한 공기 먹는다. 후식으로는 간단히 과일 한 접시를 먹는다. 한 시간 쯤 뒤 샤워하고 책을 읽다가 잠이 든다고 한다. 하루 섭취열량을 보면 회식이 있는 날은 3000kcal까지 섭취한 날도 있다. 솔직히 상담을 하면서 더 놀란 것은 이 정도도 안 먹고 어떻게 버틸 수 있느냐, 안 먹다가 건강에 문제가 생기면 어떻게 하냐면서 식사량 조절을 권하는 나를 반박하는 것이었다.

이 여성의 문제가 보이는가? 다이어트를 위한 전략적 선택은 운동이었지만, 운동을 하기 위해서 그 정도의 양을 먹는 것은 당연하다고 여기는 착각과 고집이 문제였다. 즉, 먹는 것은 운동을 위한 합리화였고, 그러한 합리화가 다이어트로 누적되었던 스트레스 반응과 결합하여 오히려 특정 음식을 끊지 못하는 중독으로 이어졌다. 자신은 이 만큼 먹지 않으면 운동을 못 하기 때문에, 또 아무리 나쁜 음식을 먹어도 자신은 그

칼로리를 충분히 연소시킬 수 있다는 고집으로 섭취 과잉을 지속하고 있었던 것이다. 인체의 상호연관성을 배제하고 자동차의 동력원을 채우는 것처럼 끊임없이 '음식 휘발유'를 보충하고 있는 셈이다.

문제점

과도한 운동은 식욕을 증가시켜서 더 많은 섭취를 유발한다. 또한 과도한 운동으로 스트레스가 상승하면 스트레스시스템은 식욕을 증가시켜 음식 섭취량은 늘어난다. 즉, 살을 빼려고 운동을 늘렸는데 그 이상의 식사량이 증가하여 오히려 체중이 증가하게 된다. 또한 과도한 운동은 스트레스 호르몬을 증가시켜 그와 길항작용을 하는 테스토스테론을 감소시킨다. 결국 근육량이 줄어 총에너지소비에 상쇄 효과를 줄 수 있다.

체구성에 따른 차이가 있지만 60kg대의 여성이 한 시간 빠른 걸음으로 걸었을 때 소비되는 열량은 일반적으로 130kcal 안팎에 불과하다. 그러나 5분 동안 칠리소스에 버무린 깐소새우 5개만 먹어도 1000kcal를 흡수한다. 기억할 것은 운동은 너무 중요하지만, 한 시간 운동으로 소모될 열량과 한 시간 섭취로 들어올 열량은 도저히 비교할 수 없는 수치라는 사실이다.

리얼 사례분석 ❸ 만사태평형

"너, 안 먹고 스트레스 받는 게 더 살찐다. 뇌가 행복해야지"

한국적인 초저열량 식사, 미국적인 헬스클럽형 살빼기 스타일에 비해 살을 빼야 하는 필요성을 못 느끼는 분들이 이에 해당된다. 살 찐 자신을 알지만, 좋아하는 음식을 안 먹고 참으면 그 스트레스 때문에 살이 더 찐다고 생각한다. 이 분들이 좋아하는 구절들이 있다. "뇌를 기쁘게 하라." "뇌가 행복해야 오래 산다."

이런 유형에는 보통 건강을 잘 챙기지 않는 한국의 중년 남성 CEO나 고위관리자들이 있다. 지금까지 살이 쪘어도 별 문제 없이 살아왔고, 다이어트 때문에 안 먹고 죽어라 운동하는 주변 사람들을 보면 "그렇게 살아온 우리 선배도 결국 다 죽더라."라는 말을 하며 먹고 싶은 것 모두 먹고 마시고 싶은 술도 실컷 마시며 40대까지 특별한 건강관리 없이 바쁜 삶을 보낸다. 음식을 먹고 술을 마시는 것은 사회생활의 일부이니, 이를 포기하고 다이어트를 시작한다는 것은 사회생활을 포기하는 것과 마찬

가지라고 여긴다.

하지만, 이렇게 뇌의 행복을 부르짖으며 건강과 다이어트는 신경을 쓰지도 않던 사람들도 다이어트를 결심하게 될 때가 온다. 바로 40대 중반을 전후로 하여 성인병, 대사증후군의 위험성을 통보받은 이후이다.

상담을 해 보면 대부분의 생활패턴이 비슷하다. 아침에 숙취 해소를 위해 홍삼액 1포, 아내가 챙겨주는 마즙이나 녹즙 등 주로 즙만 마시고 출근한다. 업무가 힘들 정도로 숙취가 심하면 8시경 몇몇 직원들을 모아 아예 해장국을 먹고 업무를 시작한다. 많은 업무량을 소화하느라 정신없는 하루를 보낸 후, 점심에는 주로 짬뽕이나 순댓국, 설렁탕 등 국물이 있는 음식을 재빨리 섭취한다.

"부장님, 뭐 드실 거예요?" "아무거나 맛있는 거."

일에는 치밀함을 보여도, 먹는 데는 쿨한 멋진 남성이길 원한다. 바쁜 일과를 보낸 후 퇴근길 즐기는 맥주와 치킨 몇 조각은 습관화된 일상의 위로가 된다. 하지만, 30대 후반이 되면 어떠한 준비도 계획도 없이 지내왔던 내 몸과 건강에 적신호가 켜지기 시작한다. 무방비 상태의 몸은 시간이 흘러 몸과 혈관에 차곡차곡 굳은 지방을 쌓아두게 되는 것이다.

많은 중년 남성들의 삶이다. 그들은 말한다. 난 그저 열심히 살았고 안 먹으면 스트레스가 더 쌓일까봐 먹는 것만큼은 스트레스를 받기 싫었다는 것이다. 과연 스트레스 받을까봐 먹어서 찐 살들이 스트레스로 인해 찐 살보다 적었을까?

어쩌면 내 아버지의 모습, 내 남편의 모습일 수 있다. 이들의 문제점은 과연 무엇일까?

문제점

스트레스를 많이 받으면 스트레스호르몬의 과잉분비로 살이 찔 수 있다. 그렇지만 스트레스 시스템 내 시상하부의 CRH* 가 ACTH* 분비를 촉진시켜 뇌의 리워드시스템* 을 자극하여 더 많은 리워드를 원하고 식욕도 증가하게 된다. 따라서 스트레스를 줄이려는 노력은 다이어트에 도움이 될 수 있다.

하지만, 스트레스를 받을까봐 먹는 것은, 그냥 있으면 비참하게 공격당할까봐 스스로 자결하는 것과 동일하다. 먹는 행복이 스트레스를 줄여줌을 항상 합리화해 왔기 때문에 달고 기름진 위안용 음식의 섭취도 '행복' 을 부르짖으며 중독되어 간다. 먹음으로서 소식의 스트레스를 줄였지만, 결국 먹는 양이 과도해지고, 움직임은 점점 줄어든다. 일해서 피곤한데 또 많이 먹어서 피곤하다. 결국 살이 찌고 단식형, 헬스형에 비해 심각한 혈관질환을 동반한 비만에 노출될 수 있다.

* CRH: Corticotropin-releasing hormone, 부신피질자극호르몬분비촉진호르몬
* ACTH: 부신피질자극호르몬, 부신 겉면에서 분비되는 코르티솔호르몬 분비를 촉진하는 역할
* 뇌의 리워드시스템: 긍정적 행동을 보상하여 행동을 최적화하도록 하는 보상체계를 갖는 뇌의 회로 시스템

1등급 다이어트
선언 1

1등급 다이어트 없이는 남은 인생이 비만이다

'당신은 몇 살입니까?' 한 해 한 해를 살아가면서 누구나 하는 말이 "이제는 예전 같지 않아, 나이는 못 속여." 같은 가벼운 한탄이다. 나 또한 이런 말을 대학교 3학년 때부터 해 왔다. 2학년 때와는 달리, 새내기들이 얼마나 상큼하고 예뻐 보이는지 몰랐다. "우와, 나이는 못 속이는구나. 다크서클 좀 봐, 이젠 밤새면서 공부하면 안 되겠어."

나는 그로부터 25년을 더 살았다. 대학교 3학년 이후 한 해도 빠짐없이 이 말을 되풀이 해 왔다. 그런데 평균수명이 올라가고 이젠 100세시대가 남의 일이 아니라는 말을 들으면 벌컥 겁이 난다. 예쁘고 젊고 곱게 살다 이 세상을 떠나고 싶은데, 100년을 어떻게 버티지? 흔히 말하는 아줌마, 할머니로 살면서 젊은 아이들과 비교당하면서 반평생을 어떻게 살지? 건강하게 길게 산다고 해도 흰머리 할머니가 아름다워 봤자 어디까지 아름다울 수 있지?

100세의 반타작을 코앞에 두니 이런 저런 생각들이 마음을 복잡하게 만들었다. 그래서 항상 나는 이렇게 주장해 왔다. 매일 늙어가는 몸, 그래도 오늘이 내 인생 남아있는 날 중 가장 젊은 날이니 오늘을 아주 행복하게 살자. 적어도 몇 년 전까지는 내 스스로에게나 내게 조언을 구하는 많은 사람들에게 이렇게 충고하곤 했다.

그런데 내 생각을 확 뒤엎는 경험을 했다. 3년 전 시드니에 교육이 있어서 참석했을 때의 일이다. 공부할 자료들이 있어 당시 중학생이었던 아들과 호텔의 클럽라운지를 이용할 수 있는 객실에 묵었다. 열흘간의 투숙 동안 나는 정말 매력적인 한 중년 여성을 만났다. 나보다 그 시드니 중년 여성에게 관심을 보였던 것은 사춘기의 초입을 막 들어선 아들이었다.

"엄마, 저 아줌마 너무 멋지지 않아? 엄마도 저 아줌마처럼 옷 좀 입어봐, 엄마도 저런 머리를 해 봐."

수없이 반복되는 나와 그 아줌마와의 비교에 자존심이 상해서 나 또한 그 중년 여성을 관찰하게 되었다. 겉으로 보기엔 나와 비슷하거나 나보다 한두 살 나이가 들어 보였고, 워킹우먼의 냄새가 물씬 풍겼다. 호텔 내 피트니스를 다녀왔는지 생수병을 들고, 몸매가 다 드러나는 스포츠 웨어를 입었음에도 엄청난 탄력과 근력, 그리고 군살 없는 늘씬한 몸을 갖고 있었다.

단정하게 정장을 입은 모습, 머리를 동여매고 흰 수건을 걸친 모습, 업무에 열중하느라 안경을 쓰고 PC만 두드리는 모습, 아들과 나는 어느 새 아줌마의 팬이 되었다. 그러던 우리는 용기를 내어 대화를 나눌 수 있었다. 그분은 호주인으로 나이는 63세, 퇴직 후 개인 사업을 하고 있었으며 아들딸들은 모두 결혼했다고 한다.

당시 내 나이와 거의 스무 살 차이였는데, 그녀의 몸매는 충격이었다. 나름 한국에서는 처녀같은 몸매라 아들 친구의 엄마들 사이에 칭송이 자자했던 나였건만, 그 분을 만나면 순간 배에 힘을 주고 엉덩이 괄약근을 수축하게 되었다. 아침저녁 만날 때마다 대화를 나누면서 그 분의 철저한 자기관리를 배울 수 있었다. 긍정적인 사고, 살아있다는 것을 느끼고 싶어 시작한 자영업, 그리고 철저한 1등급 수준의 음식 섭취를 이야기했다. 그녀는 해산물과 신선한 야채 마니아였다.

나는 그 날 이후 그녀를 20년 후 닮고 싶은 내 마음 속 멘토로 삼고 있다. 이젠 단순히, 오늘이 남은 내 인생 가장 젊은 날임을 상기하며 내일의 나이듦을 두려워하진 않는다. 오늘을 보내고 떠오를 내일의 태양, 젊은 시절을 보내고 받아들여야 할 노후를 좀 더 행복하게 보낼 수 있도록 준비하고 있다. 먼 훗날, 그 누군가도 1등급 몸을 잘 유지해 가는 나의 모습을 보면서, 자신이 닮아가고 싶은 멘토로 나를 기억하지 않을까?

평균체중이라며 잡혀지는 뱃살을 아줌마의 훈장으로 삼고, 포개지는 옆구리를 야근 탓으로 돌리지 말라. 가만히 있어도 비만이 되는 평균 체중증가율에 빠지지 않으려면, 반드시 평균을 넘어서 1등급에 도전하기 바란다. 이 책은 그 1등급 몸을 만들기 위한 알짜 정보들로 가득 채워져 있다. 자, 이제 1등급 몸 훈련을 시작하자.

1등급 다이어트 선언 ❷

지방이 붙지 않는 비밀의 열쇠, 트리플 3요소를 기억하라

세상에는 많은 다이어트 방법들이 있다. 구석기 시대에는 다이어트를 한다는 상상을 할 수 없었을 것이다. 하지만, 앞의 3가지 사례처럼 사람들은 먹을 것이 많아지고 움직임이 적어지고 스트레스가 많아지면서 살이 찐다. 해마다 한 두 개씩 유행하는 다이어트는 사람들의 이목을 집중시킨다. 특히 어떤 연예인이 한 달 만에 10kg을 뺐다는 기사 제목을 보면 날씬한 여성일지라도 한 번은 클릭해서 속사정을 알고 싶어한다. "어떻게 살을 뺐을까?" '살 안찌는 사람들', 날씬해지고, 아름다워지고, 또 건강해지고 싶은 본능을 가진 우리를 가장 자극하는 한 구절이기도 하다.

다이어트 방법은 대략 3~4년의 흐름을 타고 반복적으로 유행한다. 예전에 한번 거쳐갔던 것들이 갑자기 최고의 새로운 다이어트 방법처럼 등장하는 경우를 자주 본다. 이런 다이어트의 특징이 무엇일까? 보통,

음식섭취의 중요성을 강조하여 "단백질만 먹어라", "현미만 먹어라", "새싹을 먹어라", "검은콩을 먹어라"고 조언한다. 아니면 "운동해라", "고강도 운동이 최고다", "뇌를 행복하게 해라"까지 한 가지를 집중적으로 실천하는 데 초점을 둔다.

하지만, 살아온 나이만큼 다이어트를 해 온 우리들은 이 한 가지만 실천하는 방법들은 단기적으로는 체중감소에 변화를 줄 수 있지만, 장기적으로는 큰 효과가 없음을 경험했을 것이다. 그런 이유로 당신은 지금도 이 책의 첫 장을 넘기며 저자는 좀 다른 말을 해 주지 않을까 기대할 수도 있다.

다이어트를 시작하는 사람들에게 가장 중요한 질문은 "당신은 왜 살이 찌게 되었나요?"라는 말이다. 대부분 자신의 삶을 되돌아보면서 많이 먹었거나, 움직임이 없었거나, 수면이 부족했거나, 잦은 회식으로 술자리를 피할 수 없었거나, 극심한 스트레스를 토로한다.

그런데 중요한 것은 그러한 주된 원인 하나 때문에 지금 살이 쪄 있지만, 살을 뺄 때에는 모두 그저 지방이 많은 몸을 가진 사람일 뿐이다. 그리고 살이 찐 이후에는 신진대사를 조절해 주는 수많은 호르몬, 신경전달물질이 정상을 이탈하여 저항성이 생기거나 이상 반응을 일으킨다.

신진대사, 우습게 보면 큰 지방 늘린다

우리가 살을 뺄 때 놓쳐서는 안 되는 중요한 사실은, 인체에는 신진대사 적응(metabolic adaptation)이 존재한다는 것이다. 하나의 변화 또는 자극에 따라, 호르몬과 효소, 신경전달물질들의 미세하고 작은 변화들이 전체적인 신진대사 적응을 만들어낸다. 한 가지 방법으로만 살빼기를 시도했을 경우, 겉으로는 눈속임 거짓 체중을 만들어내면서 안으로는 살찌는 효소와 살찌는 호르몬, 살찜을 자극하는 신경전달물질의 재작업이 진행된다.

1등급 다이어트에서는 이러한 인체의 신진대사 적응을 고려하여, 살빼기를 위한 필수불가결한 관건으로 다이어트 3요소를 언급하며, 이를 트리플 3요소라 정의한다.

제1요소 : 섭취하는 것(Ⓘntake, 에너지 섭취)

단순히 음식과 먹는 행위에 국한된 것이 아닌, 입을 통해 들어오는 모든 것을 포함한다.

제2요소 : 소비하는 것(Ⓔxpenditure, 에너지 소비)

운동에 국한된 것이 아닌, 에너지 소비의 개념으로서 운동 외에도 생활 속에서 운동을 하지 않고도 소비하는 칼로리, 음식을 섭취하여 소화하는 과정에서 발생하는 발열효과, 신진대사조절에 필요한 일체의 소비를 포함한다.

제3요소 : 스트레스(Ⓢtress, 스트레스 시스템)

"스트레스 받아서 살 쪘다."라는 단순한 개념이 아니다. 복잡 다양한 사회를 살고 있는 현대인들에게 스트레스 과잉은 비만에 큰 영향을 준다. 이는 인체 내에 존재하는 스트레스시스템, 리워드시스템을 통한 연구로 검증되었고, 만성스트레스로 인한 면역 체계 이상, 에너지소비효율의 감소, 근육량의 저하 등을 유발하는 만성피로증후군은 그 심각성을 더해간다.

즉, 체중에 영향을 주는 트리플 3요소란 섭취하는 것, 소비하는 것, 스트레스를 의미한다. 이 3요소가 동시에, 상호연관성을 갖고, 체중의 증가와 감소에 영향을 준다는 것이 핵심이다. 따라서 트리플 3요소의 조화를 통해 신진대사 적응을 최소화하는 것을 1등급 다이어트로 1등급 몸을 만들기 위한 최고의 전략으로 활용한다.

체중(Weight) = 함수 (섭취하는 것, 소비하는 것, 스트레스)

1등급 다이어트에 트리플 3요소가 절대적으로 필요한 이유

① 한 가지 이유만으로 살이 찔 수는 있다. 그러나 한 가지 방법만으로는 절대로 살을 뺄 수 없다.

② 최근 비만에 대한 각종 연구와 논문을 통하여 섭취하는 것, 소비하는 것, 스트레스 즉, 트리플 3요소의 상호연관성이 밝혀졌다. 트리플 3요소 중 한 가지만 실천하는 다이어트는 평균체중에 머물렀다가 다시 튕겨나가는 스프링이지만, 트리플 3요소를 동시에 조화시키는 실천은 1등급 몸을 만드는 가장 좋은 전략이다.

③ "의지로 조절하라", "마음먹은 만큼 빠진다"는 말은 독하게 일정 기간 동안만 실행하라는 것을 의미한다. 1등급 다이어트는 한 가

지에 집중하지 않고 세 가지를 동시에 고려하기 때문에 독함보다는 조화를 중요시한다.

④ 1등급 다이어트는 다이어트 시 생길 수 있는 신진대사 변화의 최소화를 유도함으로써 호르몬과 신경전달물질들의 이상반응을 최소화한다. 따라서 건강과 다이어트 두 마리 토끼를 동시에 잡을 수 있는 방법이며 빠진 지방을 돌이키지 않는 최고의 방법이기도 하다.

⑤ 미국과 영국 및 선진국에서 권장하는 체중감량 프로그램은 단순히 하나의 다이어트가 아닌, 식사, 운동, 행동치료 세 분야로 나누어 실시할 것을 권고해 왔다. 하지만, 과잉 업무와 성과주의, 경쟁에 시달리는 최근의 현대 사회에서는 애매모호한 행동수정요법 대신에 더 구체적인 연구로 확증된 스트레스로 대체되고 있다. 따라서 이러한 검증된 체중감량프로그램의 권고사항을 따르는 큰 의의가 있다.

⑥ 1등급 다이어트에서는 트리플 3요소인 섭취, 소비, 스트레스시스템이 서로 어떠한 상호연관성을 갖는지, 또 그에 따라 인체가 신진대사를 적응하기 위해 어떻게 변화하는지 한 눈에 이해할 수 있도록 표로 만들어 보았다. (p.39 부록 참조)

1등급 다이어트 선언 ③

당신의 다이어트가 부메랑 되어 살을 찌웠다

1등급 다이어트를 위해서는 트리플 3요소 관리가 절대적으로 필요함을 앞서 강조했다. 이 트리플 3요소는 동시에 서로 영향을 주고받으며 체중에 영향을 주기 때문에 단순히 식사량을 줄이거나 소비량을 증가시키는 방법으로는 100% 체중 감소의 효과가 나타나지는 않는다. 이것을 우리는 트리플 3요소가 갖는 동시성과 상호연관성이라고 말한다.

트리플 3요소의 동시성, 상호연관성

1	섭취를 줄이면 소비가 줄어든다.	섭취량을 줄이면 힘이 없다. 움직임이 줄어들고 결국 전체 에너지 소비는 줄어든다.
2	섭취를 줄이면 스트레스가 증가한다.	섭취량을 크게 줄이면 에너지 섭취의 갑작스런 감소로 신체가 받는 스트레스, 식욕을 참는 데 따른 정신적 스트레스가 증가할 수 있다.
3	소비를 늘리면 섭취가 늘어난다.	소비를 크게 늘리면 에너지가 빠진 것을 보충하려는 보상(compensation)과 리워드(보상을 원하는 뇌의 회로)의 증가로 식욕이 크게 증가하고 섭취량이 증가한다.
4	소비를 늘리면 스트레스는 증가한다.	소비를 크게 늘리면 더 많은 칼로리 소비를 참아내느라 인체가 느끼는 스트레스는 증가한다.
5	스트레스가 증가하면 소비는 줄어든다.	스트레스가 증가하면 스트레스 호르몬인 코르티솔이 증가하고 길항작용을 하는 테스토스테론이 동시에 감소하여 근력은 줄고 총 에너지 소비는 상쇄될 수 있다.
6	스트레스가 증가하면 섭취가 증가한다.	스트레스가 증가하면 CRH(부신피질자극호르몬을 방출시키는 호르몬)이 뇌의 리워드시스템을 자극하여 식욕이 증가하고 섭취량도 늘어난다.

위의 표는 트리플 3요소가 갖는 상호연관성이다. 1등급 다이어트에서는 이 6가지의 상호연관성과 동시성이 끊임없이 영향을 주고받으며 체중변화를 좌지우지 한다는 사실을 결코 놓쳐서는 안 된다.

부메랑을 아는가? 오스트레일리아 원주민들의 사냥 도구로 제자리로 돌아오는 성질을 가지고 있다. 필자는 트리플 3요소의 추가적인 특징을 좀 더 쉽게 이해할 수 있도록 이를 '부메랑 효과' 라 지칭한다.

트리플 3요소의 부메랑 효과

1	섭취를 줄였는데 결국 섭취가 늘어난다.	섭취를 크게 줄이니 스트레스가 증가하고, 섭취감소는 '배고파호르몬'인 그렐린 호르몬을 상승시킨다, 결국 잦은 배고픔과 증가된 스트레스는 섭취를 증가시킨다.
2	소비를 늘렸는데 결국 총 소비가 상쇄된다.	소비를 크게 늘리니 갑작스런 에너지 소비에 따른 신체적 스트레스가 증가하고 스트레스 호르몬인 코르티솔의 증가와 동시에 테스토스테론이 감소하여 근육이 줄고 결국 총 에너지소비는 상쇄될 수 있다.
3	스트레스를 줄였는데 결국 스트레스가 늘어난다.	스트레스를 안 받으려고 그저 편히 살다보니 아무거나 마구 먹고 움직이지 않는다. 비만과 건강의 위험 신호가 생기고 건강이 인생의 걸림돌이 된다. 결국 스트레스는 크게 증가한다.

즉, 살 빼려고 섭취를 줄였는데 결국 섭취를 증가시켜 부메랑처럼 내게 돌아오고, 독한 운동으로 소비를 늘렸는데 총 소비를 상쇄시켜 부메랑처럼 돌아오며, 스트레스 안 받으며 편하게 살았는데 망가진 몸으로 스트레스가 쌓여 부메랑처럼 내게 돌아온다.

이처럼 트리플 3요소는 동시성, 상호연관성, 부메랑 효과의 3가지 특징을 갖고 체중에 큰 영향을 줄 수 있다. 따라서 1등급 다이어트로 1등급 몸을 만들기 위해서는 위의 특징들을 잘 간파하고 전체의 흐름을 읽을 수 있는 지식이 필요하다. 이제 이 지식을 토대로 실전적으로 지혜로운 전략들을 펼쳐나가야 할 차례다.

트리플 다이어트 3요소의 상호연관성과 부메랑 효과

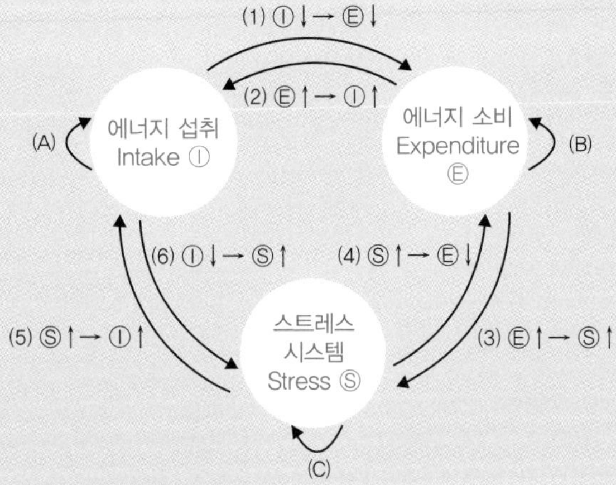

트리플 3요소의 상호연관성 (1)~(6)

(1)	Ⓘ↓ → Ⓔ↓	섭취량을 줄이면 힘이 없어 에너지 소비를 줄인다.
(2)	Ⓔ↑ → Ⓘ↑	에너지 소비를 늘리면 보상과 리워드로 식욕이 상승한다.
(3)	Ⓔ↑ → Ⓢ↑	에너지 소비를 과도하게 늘리면 스트레스는 증가한다.
(4)	Ⓢ↑ → Ⓔ↓	스트레스가 증가하면 코르티솔이 증가하고 길항작용을 하는 테스토스테론이 줄어 근육량 감소. 결국 에너지 총소비가 상쇄한다.
(5)	Ⓢ↑ → Ⓘ↑	스트레스가 증가하면 리워드 시스템의 작용으로 식욕이 증가하여 결국 섭취량이 증가한다.
(6)	Ⓘ↓ → Ⓢ↑	살을 빼려고 지속적으로 섭취를 줄이면 스트레스는 증가한다.

트리플 3요소의 부메랑 효과

(A)	Ⓘ↓ → Ⓘ↑	섭취를 줄이니 스트레스가 증가하고, 그렐린 호르몬이 상승하여 결국 섭취는 증가할 수 있다.
(B)	Ⓔ↑ → Ⓔ↓	운동을 크게 늘리니 스트레스가 상승하고, 코르티솔 증가와 테스토스테론 감소로 근육이 줄고 총 소비가 상쇄할 수 있다.
(C)	Ⓢ↓ → Ⓢ↑	스트레스를 안 받으려고 편한 마음으로 살다보니, 섭취도 편하게, 움직임도 대충, 결국 살찌고 건강에 적신호, 스트레스가 증가한다.

누구를 위한 1개월인가?

〈체중이 평균치보다 높은 사람〉

- 다이어트 실패를 한 번 이상 해 본 사람
- 한 번도 다이어트를 하지 않은, 그냥 살찐 사람
- 이번을 마지막으로 다시는 다이어트를 하고 싶지 않은 사람
- 평생 날씬한 적이 없던 통통한 사람
- 죽기 전에 55사이즈 한 번 입어보고 싶은 사람
- 살찐 몸 때문에 착용한 옷이나 단추가 한 번 이상 뜯어져 본 사람
- 살 빼면서 늙고 싶지 않은 사람
- 평균 체중이지만, 무진장 노력해서 유지하고 있는 중이라 미래에 살찔까봐 불안한 사람
- 살찐 엄마가 창피하여 학교에 오지 말라는 아이의 투정을 듣고 싶지 않는 사람

- 살 빼느라 학업 대신 단식을 일삼는 안타까운 고교생 딸을 가진 부모님
- 출산 후 살이 쪄서 자존감이 떨어진 아내를 둔 남편
- 최근 살쪄서 자신감과 일의 성과가 떨어진 여직원을 둔 상사

→ 이들에게는 값진 선물이 됩니다!

Part 2

1등급 다이어트 1개월

첫 번째 목표: 평균체중 만들기

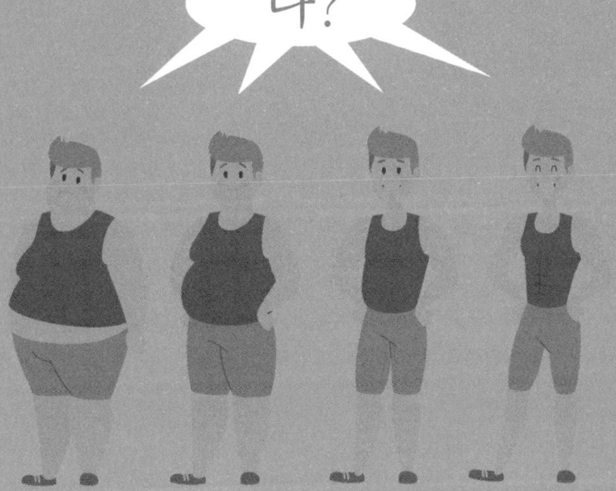

1개월

1등급 다이어트 1개월
첫 번째 목표: 평균체중 만들기

한국 남녀 표준 체중표									
남					여				
키(cm)	20~29(나이)	30~38	40~49	50~59	키(cm)	20~29(나이)	30~38	40~49	50~59
	몸무게(kg)					몸무게(kg)			
150	47.27	48.5	49.2	46.2	145	42.21	45.01	46.54	45.72
151	47.68	49.3	49.9	47.0	146	43.84	45.03	47.16	46.40
152	48.45	50.1	50.6	47.8	147	44.43	46.25	47.78	47.09
153	49.04	50.9	51.4	48.6	148	43.03	36.87	48.40	47.77
154	49.63	51.7	52.1	49.4	149	45.62	47.49	49.02	48.45
155	50.22	52.5	52.9	50.2	150	46.22	48.11	49.65	49.14
156	50.81	53.3	53.6	51.0	151	46.22	48.72	50.27	49.82
157	51.41	54.1	54.4	51.8	152	47.41	49.34	50.89	49.82
158	51.99	55.0	55.1	52.6	153	48.00	49.96	51.51	51.18
159	52.58	55.8	55.8	53.4	154	48.60	50.58	52.13	51.87
160	53.17	55.6	56.6	54.2	155	49.19	51.20	52.76	52.55
161	53.76	57.4	57.3	55.0	156	49.79	51.82	51.82	53.38
162	54.35	58.2	58.0	55.8	157	50.38	52.44	54.00	53.92
163	54.94	59.0	58.8	56.5	158	50.98	53.06	54.62	54.60
164	55.53	59.3	59.5	57.4	159	51.57	53.68	55.24	55.28
165	56.12	60.6	60.3	58.2	160	52.17	54.30	55.87	55.97
166	56.71	61.4	61.0	59.0	161	52.76	54.91	56.49	56.65
167	57.30	62.2	61.8	59.8	162	53.36	55.53	57.11	57.33
168	57.89	63.0	62.5	50.6	163	53.95	56.15	57.73	58.01
169	58.48	63.9	63.2	61.4	164	54.55	56.77	58.35	58.70
170	59.07	64.7	64.0	62.2	165	55.14	57.39	58.98	59.38
171	59.66	65.5	65.7	63.0	166	55.74	58.01	59.60	60.06
172	60.25	66.3	65.5	65.7	167	56.33	58.63	60.22	61.43
173	60.84	67.1	66.2	64.6	168	57.93	59.25	60.84	62.11
174	61.43	67.9	66.9	65.4	169	57.52	59.87	61.46	62.80
175	62.02	68.7	67.7	66.2	170	58.12	60.49	62.09	63.48
176	62.61	69.5	68.4	67.0	171	58.71	61.10	62.71	64.16
177	63.20	70.3	69.2	68.6	172	59.31	61.72	63.33	64.16
178	63.79	71.1	69.6	68.4	173	59.90	62.34	63.95	64.84
179	64.38	71.9	70.6	69.4	174	60.50	62.96	64.57	65.33
180	64.79	72.8	71.4	70.2	175	61.09	63.58	66.20	66.21

(브로카[Broca] 산출 법: 평균체중(성인기준)= {신장(cm기준)−100}×0.9)

1개월 실천에는 앞서 말한 사람들이 평균체중에 도달할 수 있는 가장 중요한 실천 12가지를 묶었다. 사실상 평균체중은 체질량지수와 체지방률의 기준을 정하여 평가할 수 있다.

내 체중이 평균이든, 체중은 평균인데 상대적으로 지방이 많은 과지방 체질이든, 비만이든, 고도비만이든 공통점은 모두 살을 빼고 싶은 것이다.

수치는 객관적 결과이다. 1개월은 평균체중에 최대한 근접할 수 있는 12가지 실천법을 소개한다. 체중조절시스템에 영향을 주는 3가지 요소, 에너지 섭취, 에너지 소비, 그리고 스트레스의 영역까지 1개월 12가지 실천법을 통해 다루고자 한다.

에너지 섭취, 에너지 소비, 스트레스라는 3요소를 살빼기에 연결하여 이론적으로 학습한다는 것은 무척이나 어려운 일이다. 아마 두 장만 넘겨도 수년 전 학창시절 생명과학 시간으로 돌아간 듯한 답답함이 느껴질 것이다. 하지만, 이 책에서는 최단 기간 동안 내 살을 건강하고 효과적으로 빼기 위해 알아야 할 복잡한 이론들을 영희나 철수, 엄마나 내 얘기처럼 엮어 이해를 높이려 한다.

도형의 넓이의 공식만 알려주면 뭐하겠는가? 그 공식을 적용하여 실제로 점수를 높여줘야 한다. 울며 웃으며 읽는 이 책은 이론만 분분한 수많은 다이어트 책들과는 다르다. 실제로 책을 덮으면 실천으로 이어질 수는 없었던 뇌와 몸의 참혹한 분단을 해결해 줄 것이다. 행동을 바꾸는 책, 1등급 다이어트 1개월을 시작한다.

1등급 다이어트
1개월
실천법 ①

버리고 채우는 1등급들의 뒤엎기

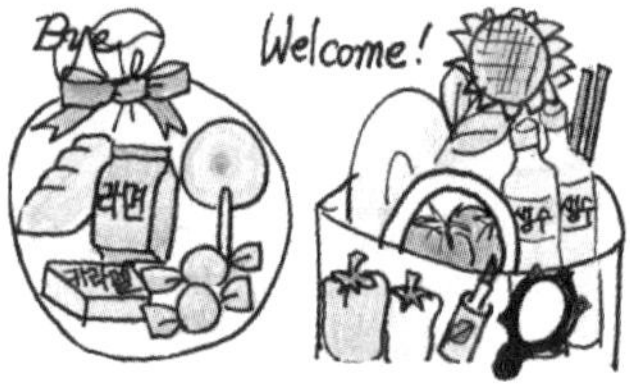

당신의 최종 목표는 3개월 후, 평균체중의 완성은 물론 무엇을 걸쳐도 별처럼 빛날 1등급 내 몸을 만드는 것이다. 톡 까놓고 말해서 다이어트의 목표에는 눈으로 보이는 수치 목표 외에도, 내심 불가능하다 여겼던 상상 속의 나를 만드는 목표가 필요하다. 가령, 비록 지금은 롱 블라우스로 엉덩이와 뱃살을 가려야 하지만, 3개월 후 나는 레이싱모델 뺨치는 몸으로 뭇사람들의 시선을 받을 수 있다는 상상을 할 수 있고, 잘생긴 남자가 나를 쫓아와 "귀찮게 자꾸 왜 이래요?"하고 튕겨보는 상상을 할 수 있다.

3개월로 완성하는 1등급 다이어트는 피곤하지 않게 그 상상과 현실의 간격을 점차적으로 줄여준다. 결국 우리의 상상은 현실이 되는 것이다. 사실 그것이 우리가 바라는 진정한 1등급 아닌가? 따라서 한 달의 결과에만 집착해서는 안 된다. 한국인들은 최단기간, 최상위권의 성과를 원한다.

하지만 다이어트에 있어서 지나친 광속력은 한순간 눈가림한 감소 수치를 얻어줄 수는 있어도 최종 목표와는 더 멀어지는 독이 될 수 있다. 그렇다면 이 수치 목표와 상상목표를 달성시키는 3개월, 아직은 부족한 나에게 흔들리지 않고 다이어트를 지속해 나갈 수 있는 외적 장치가 필요하지 않을까? 과연 "파이팅" 소리 한 번 외친다고 당장 맘먹은 대로 실천되던가? 다음날 동료가 사다준 카페모카 한 잔부터 "아, 오늘은 안 되겠네. 내일부터."라며 망가진다. 마음만 먹어서 될 것이었다면 우린 이미 슈퍼모델이었고 서울대생이었을 것이다.

'성적 1등급이 되어야지.' 마음먹은 학생도 제일 먼저 자신의 방과 책상을 정리한다.

"좀 짧게는 안 되나요? 3개월씩이나?" 한숨을 먼저 쉬는 사람들이 있다. '한 달에 10kg', '열흘에 5kg', 사람들은 환상적인 그 감량수치만을 바란다. 하지만, 가슴에 손을 얹고 진심으로 머리끝부터 발끝까지 내 몸을 느껴보라. 그리고 스스로에게 질문해 보라.

3개월의 시간은 단순히 시작점에서 끝점으로 도달하는 선 그리기에 필요한 시간이 아니다. 시작점에서 하루하루 내 몸이 변하고 체중이 변하고 빠진 체중을 되돌리지 않아야 한다. 걸어가다가 다시 돌아서지 않도록 시간낭비를 줄여야 한다. 우리가 목표하는 끝점인 1등급 체중의 몸을 만들고 바로 그 점에서 1등급 체중을 안정적으로 유지하는 시간까지 철저히 계획된 시간이다. 그렇다면 새로운 삶을 도전하기 위해, 버리기,

채우기가 필요하지 않을까?

살찌는 장소, 버리기와 채우기

살찌는 장소	버려라. 살을 버릴 수 있다	채워라. 美를 얻을 수 있다
냉장고	빵, 드레싱, 아이스크림, 즉석우동 음료수(탄산, 주스, 커피음료) 먹다 남은 배달음식	계란, 양파, 파프리카, 버섯, 토마토
싱크대 보관함	라면, 소면, 과자	미역, 건 표고, 다시마 참치, 연어 캔
거실 소파	소파에 기대어 몇 번 간식을 먹었는지 따져봐라. 수백 번은 넘는다.	소파를 치워라, 못 치우면 앉지 마라. 대신 등받이 없는 의자를 준비하라.
책상 서랍 & 가방 속	포장떡, 사탕, 초콜릿, 껌	향수, 공주거울, 3가지 색 립스틱
식탁 위	견과류용기, 각종 시리얼 박스	꽃, 종합비타민제, 오메가3 1등급 다이어트 12가지 실천표

살찌는 장소를 솔직히 고백해보자. 섭취가 행해지는 공간들은 크게 5가지로 분류된다. 식사를 하는 식탁부터, 컴퓨터를 하다 심심하면 꺼내먹는 책상 서랍, 출퇴근길 모바일을 뒤지다가 열어보는 가방 속, TV를 보며 주전부리를 하는 소파, 배가 고파도 뇌가 고파도 열어보는 냉장고까지, 섭취를 통해 살찌는 공간들이다. 더불어 이 중 몇 개의 장소는 하루 중 가장 많이 앉아있는 공간과도 일치한다.

물건을 버린다는 것은 쉬운 일이 아니다. 하지만, 충격 요법이 필요하다. 아까운 생각을 가지면서, 피같은 내 돈을 주고 직접 사 온 군살꾸러미들을 내 손으로 한 번 버려봐야 한다. 아이스크림을 한 번 내 손으로 녹여 버리거나, 아까운 콜라를 내 손으로 싱크대에 버려본 사람만이 내가 버린 그것들을 다시 사지 못한다. 버렸던 음식들을 내 몸에 넣지 말자. 그리고 꼭 아깝게 버려보기 바란다.

다음은 1등급 다이어트로 변신을 시켜줄 베스트 동반자들이다.

1등급 베스트 동반자들

파란 접시, 파란 밥그릇, 나만의 예쁜 컵	익숙하게 즐겼던 밥그릇, 국그릇, 영혼 없는 접시와 수저들은 과거의 살쪘던 것들로 인정하자. 파란색은 행복은 높여주면서 식욕은 줄여주는 색상이다. 앞으로 밥은 접시에, 국은 밥그릇에 건더기만 먹는다.
멋진 포크와 나이프, 겉멋만 좋은 젓가락	젓가락은 겉은 예쁘지만 사용하기에 불편하여 천천히 집을 수 있는 길이감으로, 숟가락은 필요 없다. 평소 자주 사용하지 않았던 포크와 나이프도 구비하라. 우아함을 즐기며 잘라먹기 식사를 위해 유용하다.
필기감 좋은 플래너 똥 안 나오는 파란 펜	잘 써지는 데일리 플래너와 행복호르몬을 자극하는 파란펜을 추천한다. 필자는 몰스킨 다이어리와 PILOT 프릭션 파란펜을 추천한다. 필기감이 좋아야 자꾸 쓰고 싶어지고 채워내는 재미도 쏠쏠하다. 섭취, 도보량, 감사의 기록까지 모두 적는다.

버리고 채웠는가? 1등급 베스트 동반자들이 모두 구비되었는가?

여러분이 소유한 물건 중 몇 개월을 저축하여 구입한 물건들이 있을 것이다. 명품 가방, 명품 청바지. 먼지 하나 묻히고 싶지 않아 천으로 감싸 소중히 보관한다. 너무 소중할 것이다. 하지만 당신의 몸과 명품 가방 중 무엇이 더 소중한가? 아무리 비싼 돈을 주고 샀어도 그 물건은 나와 분리된 가방일 뿐이다. 내가 없으면 그것을 들고 다니며 즐길 나, 그리고 행복을 느낄 뇌 속 행복중추도 없다.

나를 명품으로 만들자. 내가 소유한 그 물건들이 나로 인해서 빛이 나게 만들 것이다. 준비되었는가? 1개월, 평균 만들기! 이제 본격적인 실천에 돌입하기로 한다.

1등급 다이어트 1개월 실천법 ②

허튼소리에 망한다. 내 몸에만 까칠해져라

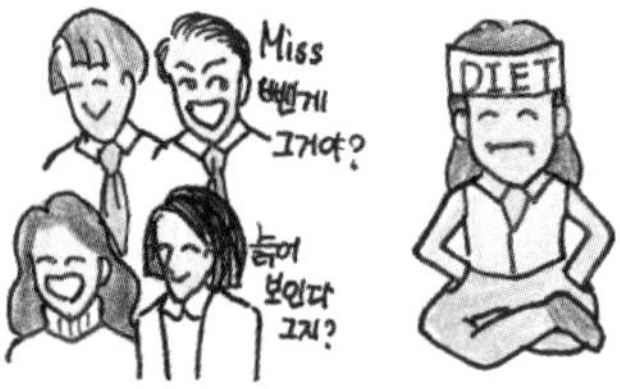

일주일이 지나면 사람들의 반응이 온다. “수척해졌다”, “아파 보인다”, “예뻐졌다”, “살 빠진 것 같다” 등등. 혹은 내 노력에도 불구하고 아무 반응이 없기도 하다. 다이어트 초기, 사람들의 피드백은 독설이 되기도 한다. 이때 다른 사람들의 한 마디 한 마디에 내 몸을 싣지 마라. 누군가 “너 지금 다이어트 중이니?”하고 공개석상에서 노골적으로 물을 수도 있다. “뺀 게 그거야?” 하고 물어도 결코 상처받지 마라. 많이 빠졌다고 칭찬을 거듭하는 사람이 있어도 미워하지 마라.

한 여학생은 방학동안 체중을 8kg 빼고 갔더니 선배 한 사람이 선후배들이 모인 자리에서 반쪽이 되었다는 이야기를 수십 번을 반복해서 얼굴이 달아올라 짜증이 났다고 한다. “아니 이게 반쪽이면 다른 사람들이 저를 어떻게 보겠어요? 예전엔 완전 덩치 큰 곰만 했다고 여길 것 아니에요?”

나만 빠지면 그만이다. 칭찬을 했다고 좋아하지도 말고, 우연히 뒷담화를 들어도 상처받지 마라. 앞으로는 그들이 하는 모든 이야기에 당신의 귀를 진공상태로 만들어라.

필자는 박지성 선수를 축구에 대해서는 진정한 1등급이라고 생각한다. 박지성 선수는 자신만의 잣대를 가지고 결코 남들에게 흔들리지 않는다. 승부의 결과에 상관없이 자신이 그 경기에 최선을 다했을 때 그 경기를 최상의 경기로 판단하는 태도, 그것은 프로 선수만이 가질 수 있는 힘이다. 공을 놓치고 승부에 패하면서 관중의 욕설과 야유로 힘들어 했던 수많은 성장통의 나날들을 이겨낸 자존심이다.

우리는 너무도 남의 말 한마디 한마디에 예민한 반응을 보인다. 하지만, 우리의 경험을 떠올려보자. 오늘 아침, 길을 걷다가 남의 뒷담화를 던진 한마디, 무심코 했던 의미 없는 한마디를 기억하는가?

앞으로 당신이 까칠해져야만 하는 것은 딱 한 가지, 당신 자신이다.

다이어트 초기, 여러분들은 다음을 기억하라. 다음은 내 몸 까칠녀들이 궁금해 하는 Q&A이다.

① 변비가 있어서 배가 더 나와 보인다. 이러다 살찌지 않을까?

성공의 조짐이다. 많은 양을 먹을 때는 위장이 바쁘지만, 적은 양이

들어가니 위장이 할 일이 없다. 당연하다. 이때엔 섬유소의 비율을 높이고 특히 변비에 유익하고 비타민이 풍부한 치커리와 건 표고를 늘려서 매끼 섭취하라. 혹시 다이어트를 시작했는데도 아직도 엄청난 양의 많은 변을 본다면? 다시 식사를 체크하라.

② 걸어 다니는데 어지럼증이 있다. 이러다가 쓰러지는 것 아닌가?

사람이 음식을 섭취하는 경우는 두 가지이다. 배가 고플 때와 뇌가 고플 때이다. 배고픔은 몸이 원하는 생리적인 식사시간이다. 이것은 지켜내야 한다. 그렇지만 배고프지는 않은데 입이 심심하고 당기는 상황, 스트레스 받았을 때 무언가가 머리에서 띵~하고 떠오르는 것들은 모두 뇌가 고플 때이다. 다이어트 1개월에는 이 '뇌고픔'을 참아도 현기증으로 착각한다. 그럼에도 불구하고 계속 어지럼증이 있다면? 그것은 저혈당이다. 인체는 포도당을 근원으로 움직이는 생명체이다. 하지만, 지나친 저열량 식사로 인해 또는 지나친 풀만 먹는 채식으로 인해 인체를 가동할 만한 포도당이 공급되지 않았을 때 우리 몸은 어지럼증을 느낀다. 이때 살짝 식사량을 늘려보라. 또 끼니를 걸렀다면 식사시간을 고정하며 꼭 3끼니를 정확히 먹어라. 안 어지럽다.

③ 식욕조절제를 먹거나 다이어트보조제를 먹어야 하나?

비만 관련 질환과 성인병을 동반한 경우, 식욕억제제가 아닌 질병 치료를 목적으로 한 약물을 복용하는 경우는 있다. 하지만, 그렇지 않은 경우라면 굳이 약은 복용하지 않아도 된다.

그래도 꼭 복용해야 할 영양제는 있다. 다이어트를 하는 동안 섭취량이 줄면 인체가 필요로 하는 필수영양소를 모두 챙겨먹지 못할 경우가 많다. 물론 음식을 통해 섭취하는 것이 가장 좋지만, 필수영양소에 알맞은 식단을 따르려면 우리는 영양에 대한 해박한 지식은 물론, 회사를 그만 두고 온종일 식단을 위한 장을 보러 나서야 할지도 모른다. 간편하고 좋은 차선의 방법은 종합비타민과 오메가 3의 복용이다.

내 몸은 여러 가지 공정이 복합적으로 이루어지는 대형 공장과 같다. 한 공정에 녹이 슬면 공장은 중단되고 그 공장은 성공적인 1등급 몸을 만들어낼 수 없다. 내 몸이 각자 제기능을 알아서 하도록 하는 매일 매일의 영양소와 비타민, 미네랄 챙기기가 바로 내 몸 공장을 큰 공들이지 않고 실속 있는 1등급으로 만들어주는 비결이다.

이들은 살을 빼는 직접적인 원인이 되지는 않지만, 부족하면 식욕조절 및 체중조절에 관련된 호르몬에 문제를 줄 수도 있다. 거꾸로 생각해보라. 정말 화가 나는 일은 먹지 않았는데도 살찌는 몸이다. 온종일 식욕이 당기는 몸, 생리 전이면 초콜릿을 통째로 먹어야 버틸 수 있는 몸, 더불어 딴 짓 안 해도 살찌는 몸, 그 몸이 되지 않으려면 부지런히 종합비타민과 오메가 3 만큼은 섭취하기를 권한다.

④ 세 끼 식사를 꼬박 챙기는데도, 한 두 시간 지나면 배가 고파요

배가 고픈 현상은 무언가가 당기는 것이 아닌, 진짜 배고픔을 말한다. 이때 구분하여야 할 것은 꼬르륵은 배고픔의 신호가 아니라는 것이다. 꼬르륵은 음식물이 소화되었음을 의미하는 소리다. 위에 있던 음식물이 모두 소화되어 연동운동으로 위 속에 있던 공기가 움직여 몸 밖으로 나는 소리이다. 멀쩡하게 일하다가도 이 꼬르륵 소리가 나면 배고픈 것이라는 착각을 한다. 소화가 다 된 것과 배가 고파 끼니 식사를 하는 시기와는 차이가 있다. 물을 마셔서 참아보도록 한다.

만일 물을 마시며 참음에도 배고픔이 심하게 지속된다면 음식 중 소화흡수가 지나치게 빠른 음식을 섭취한 것이다. 이때엔 미역, 다시마, 김 등 각종 해조류는 다 늘려라. 단, 초장에 찍은 다시마, 튀각, 기름소금에 구운 조미김, 설탕 듬뿍 넣어 만든 미역냉국은 제외한다. 다시마는 쌈으로 먹고, 김은 맨 김으로 굽고, 미역은 국으로 끓여 건더기로 애용하라. 해조류는 섬유소, 비타민은 물론 단백질도 있다. 열량 걱정 없이 허기짐을 해결하는 데에는 더없이 좋은 아이템이다.

⑤ 닭가슴살이 질린다. 닭가슴살보다 맛있고 다이어트에 좋은 단백질은 없을까?

닭가슴살이 전 세계에서 각광을 받는 것은 너무나 맛있는 특별식이어서가 아니다. 그저 단백질이 많은 살코기라는 보도에 모든 사람들이 너도 나도 '가슴질' 만 하고 있다. 하지만, 닭가슴살이 아니어도 맛좋고 단백질이 풍부한 음식들은 많다. 일단 당신이 알고 있는 모든 해산물을 공략하라. 해산물은 지방은 적고, 탄수화물은 턱없이 적으면서 단백질이 풍부한 음식이다. 칼로리의 90%를 단백질 칼로리로 구성하는 해산물도 많다. 오징어, 관자, 문어, 랍스터, 조개, 홍합, 굴, 전복, 소라, 새우 등을 틈틈히 데쳐두고, 샐러드에 단백질 포인트로 넣어 먹도록 한다.

⑥ 피트니스에 등록해야 살이 빠질 텐데, 시간도 돈도 없다

피곤한 몸을 이끌고 꼭 피트니스 기계에 몸을 실어야 칼로리가 소비되는 것은 아니다. 과도한 하루의 운동이 젖산이라는 피로물질을 늘려, 6일을 꼼짝 못하면 중간도 못 간다. 그 정도로 운동을 좋아했다면 살찌지도 않았으리라.

칼로리 소비를 지속적으로 이어가는 가장 좋은 방법은 '아쉽게 운동하는 것' 이다. 재미있을 때 딱 끝나서 '더 하고 싶은데…….' 하는 아쉬움을 느껴야 내일 또 하고 싶다. 태보, 케틀 벨, PC운동게임, 유투브(Youtube) 등을 적극 활용하여 15분 이상은 하지 마라. 당분간은 최대심박수의 몇 %, 지방이 타는 시간 등의 이론에 얽매이지 말고, 그저 재미로만 운동하라.

⑦ 일상생활이 바빠 매일 운동할 수는 없는데 주말만 시간을 빼서 운동해도 살이 빠질까?

만보계를 적극적으로 활동한다. 하루 10000보, 주 2회는 15000보를 찍어라. 목표 수치를 만들기 위해서 설거지를 할 때도 점심식사를 하러 나갈 때도 화장실을 갈 때에도 뭐 그리 바쁜지 여러 번 몸을 일으켜 움직여라. 목적은 10000보, 15000보를 찍는 노력이다. 눈비 오는 날, 야근이 많은 날이라도 만보계를 들고 다니면서 어떻게든 하루 수치 '10000'을 찍고, 수, 토요일 주 2회는 '15000'을 찍도록 한다. 바쁜 직장인, 육아에 바쁜 주부들이라면 토, 일요일 연속도 좋다. 도보할 땐 한 통의 생수 외에는 어떠한 벗도 필요 없다.

⑧ 밤 10시가 되면 너무 배가 고프다. 우유 한 잔도 안 될까?

안 된다. 이 정도쯤이야 하는 마음으로 숙면에 좋으니, 수분이 많으니 합리화하면서 우유 한 잔, 수박 한 조각을 쉽게 섭취한다. 하지만, 이 시간의 고픔을 이겨내면 살을 빼는 성과를 크게 높일 수 있다. 단순히 야식중단으로 칼로리 섭취의 감소로 체중이 빠지는 것이 아닌, 그 시간의 배고픔을 이겨낸 훈련이 자연스런 식욕조절과 생체리듬에 그대로 기억된다. 즉, 식욕이 과잉 증진되지 않도록, 몸에 들어온 영양소들이 각자의 역할을 하고 잘 대사되도록 하는 마법의 시간이라는 것을 잊지 말자.

수면의 질과 양을 확보하기 위해서 카페인도 최대한 줄이는 편이 좋다. 칼로리 부담 없이 마시는 블랙커피의 카페인이 수면의 질과 양에 나쁜 영향을 미친다. 습관적인 섭취로 카페인 금단현상이 있는 사람이라면 일단 디카페인으로 서서히 갈아타 보도록 하자.

1등급 다이어트 **1개월** 실천법 ③

식욕상승의 끝장판, 독한 운동은 당신을 건강한 돼지로 만든다

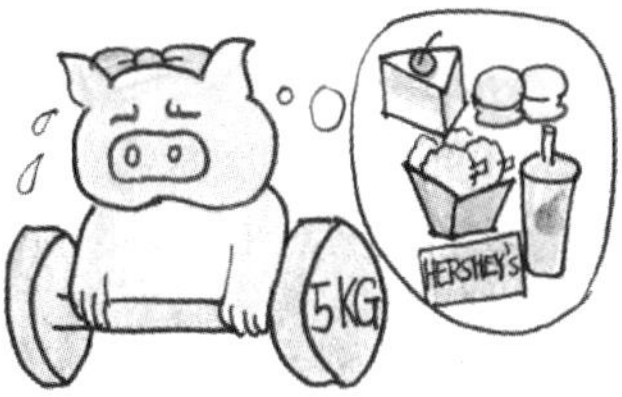

살을 빼겠다는 결단을 한 사람은 크게 두 가지 유형으로 자신의 행동을 바꾼다. 먹는 양을 독하게 줄이거나, 운동량을 독하게 늘리거나 한다. 대체로 한국 여성들은 독하게 먹는 양을 줄이는 경향이 있고, 미국에서 유학을 경험했거나 북미권 문화에 익숙한 사람들은 독하게 운동량을 늘린다. 무엇이 더 효과적이냐고 묻는다면, "NO, NO!" 대답은 하나다. 둘 다 효과적이지 못하다.

독하게 먹는 양을 줄이는 A양은 초기 체중감소의 속도가 빠르지만, 몇 주 지나지 않아 요요가 엄습한다. 스트레스가 쌓이고 우리 몸의 에너지 소비 효율이 떨어진다. 더 이상은 참을 수 없어 게걸스럽게 먹게 된다.

독하게 운동하는 B양의 경우, 몸도 건강해지고 컨디션도 기분도 좋아진다. 하지만 체중이 잘 줄어들지 않는다. 이 극단적인 실천가 두 사람의 유형 중 지독하게 체중이 빠지지 않는 사람은 과연 누구일까? 바로 독하게 운동하는 B양이다. 오히려 체중이 늘기까지 한다. 필자는 이 극단적인 두 명의 유형을 각각 '영혼 없는 약골'과 '건강한 돼지'로 호칭한다. 여기서는 무엇보다 열심히 운동하는데 억울하게 체중이 빠지지 않는 B에 대한 이야기를 해 보고자 한다.

우리가 알고 있는 상식으로는 운동, 그것도 독한 운동을 하면 살이 빠져야 한다. 칼로리 소비가 크게 증가하였으니 체중이 쑥쑥 빠져야 하는데, 도대체 체중이 빠지지 않는 이유는 무엇일까? 우린 많은 칼로리를 소비했으면 체중의 증감에 영향을 줄 수 있는 다른 각각의 변수들은 일정하다고 판단한 채, 그저 칼로리 소비가 감소되었으니 체중이 감소되어야 한다고 단정 짓는다. 하지만 현실은 그렇지 않다. 독한 운동이 체중감소에 도움이 되지 않는 이유, 딱 두 가지로 정리하여 말할 수 있다.

첫째, 보상(Compensation)이다. 갑자기 칼로리가 빠져나가기 시작하면 우리 몸은 에너지 보존을 위해 빠진 열량을 보상하려 한다. 자신도 모르게 빠진 열량만큼, 또는 그 이상으로 채우려 한다.

둘째, 리워드(Reward)이다. 독한 운동은 인체와 뇌에 스트레스를 준다. 스트레스를 받으면 스트레스호르몬인 코르티솔이 분비되는데 그 분비과정 중 CRH(부신피질자극호르몬을 분비하도록 촉진하는 호르몬) 호르몬이 뇌의 리워드시스템을 자극한다. 리워드시스템은 뇌가 스트레스를 받은 것에 대해 즐거움, 쾌감을 원하는 것을 말한다. 스트레스를 받으면 수직적으로는 시상하부-뇌하수체-부신피질로 이어지는 축에서 스트레스호르몬인 코르티솔이 분비되고, 수평으로는 시상하부에서 분비된 물질이 동시에 뇌의 리워드시스템을 자극하여 특히 식욕을 증가시킨다. 즉, 먹는 것으로 즐거움을 얻고 싶어진다. 일반적으로 스트레스를 받으면 맛있는 음식으로 스트레스를 풀려고 하는 것이 바로 리워드이고, 부족한 부분을 채우는 것이 보상인 것이다. 즉, 독한 운동은 리워드와 보상, 이 두 가지 요인이 복합적으로 시너지를 이루어 식욕상승의 끝장판을 만들게 되는 것이다. 이를 증명시켜 줄 중요한 실험이 있다.

미국 메이요 클리닉에서 운동과 체중조절과의 관련성을 연구한 대단위 실험을 실시했다. 개인별로 운동의 양과 종류, 시간을 동일하게 만들었다. 또 같은 시간 같은 운동을 해도 사람마다 칼로리 소비량이 다를 수 있음을 감안하여, 이 실험에서는 개인별로 하루당 동일한 칼로리만 소비할 수 있도록 500명을 대상으로 동일한 조건 하에 실험을 진행했다.

결과는 어떠했을까? 체중감소의 격차는 매우 컸다. 어떤 사람들은 체중이 감소한 반면, 오히려 체중이 증가한 사람도 있었다. 도대체 동일한 칼로리를 소비하게 만들었음에도 왜 이런 차이가 나타나게 될까? 연구진들이 참가자들을 추적 관찰한 결과, 메이요 클리닉은 체중격차의 주된 원인 중 한 가지로 식욕의 상승을 지적했다. 즉, 운동을 했음에도 보상과 리워드를 위해 음식을 탐했던 사람들은 오히려 소비된 칼로리에 비해 더 많은 칼로리의 섭취를 하고 있다는 사실이었다.

이런 연구의 결과는 결코 새삼스럽지 않다. 실제로 많은 사람들이 먹는 행위를 합리화하기 위해서 운동을 더 열심히 하는 경우가 대부분이다. 또, 근력운동을 열심히 하는 사람은 늘어난 근육양에 비례해서 더 많이 섭취하기 때문에 살이 빠질 리가 없는 것이다.

운동을 하면 할수록 더 많은 음식을 먹고, 식욕은 더 많이 커지게 되는 것이다.

상담을 위해 방문한 한 젊은 여성의 한 마디가 참 인상적이었다. 자기 남자친구가 독하게 운동하고 엄청난 양을 먹는 한 여성 선배를 지적하며 "난 건강한 돼지는 정말 싫다."고 했다고 한다. 그녀는 '건강한 돼지'라는 그 단어가 결코 자신에게는 붙여지지 않는 수식어이기를 원한다고 했다.

여러분은 어떠한가? 1등급 다이어트 첫 한 달에 입문하면서 혹시 하루 3시간씩 독한 운동을 계획하고 있지는 않은가?

체중을 팍 줄이려고 운동을 독하게 했는데 독하게 할수록 식욕이 증가하고, 보상과 리워드로 먹는 그 음식들의 과잉 열량이 체중을 줄이기는커녕 오히려 체중을 늘리는 효과를 초래할 수 있음을 명심해야 할 것이다.

1등급 다이어트 1개월 실천법 ④

당신의 인생을 역전시킬 최고의 아이템은 밀가루

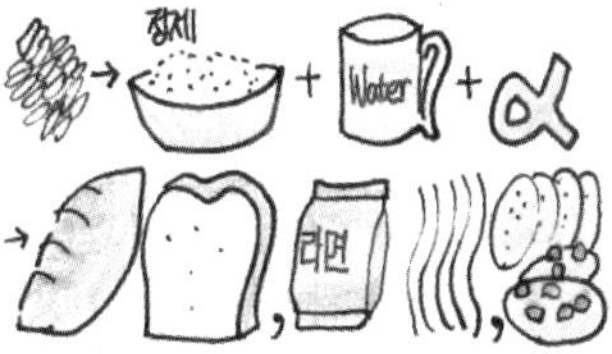

인류가 시작되던 시기에는 수렵, 채집으로도 충분히 식량을 나누어 먹을 수 있었다. 하지만, 정착과 농경생활이 시작되고 인구가 많아지고 사회가 형성되면서 밀은 많은 사람들의 식생활을 해결할 수 있는 손쉬운 재료가 되었다. 밀가루 음식의 다양한 발전이 우리 생활의 바탕에 두루 깔려있는 것은 당연한 일이다. 빵, 과자는 물론이고, 전, 칼국수, 파스타, 피자, 만두피, 라면까지 밀가루 음식은 무궁무진하다. 하지만 늘어만 가는 인구의 생존을 해결해 주었던 밀가루, 왜 인류는 지금에 와서 건강과 다이어트를 위한 적으로 삼게 되었을까?

미국에서는 한 동안 '밀가루 똥배', '밀가루만 끊어도 100가지 병을 막을 수 있다'는 책이 장기간 베스트셀러를 차지했다. 밀가루의 단백질인 글루텐(gluten)이 체내 흡수 시 문제를 일으키게 되는게 바로 셀리악병이다. 미국인들 중 많은 사람들이 이 셀리악병이 있음에도 패스트푸드의 기본재료인 밀가루를 지속적으로 섭취함으로써 질병에 노출된다는 사실이 알려지자 전 세계적으로 글루텐프리의 열풍이 대단했다. 여전히 밀가루는 인류 건강에 반갑지 않은 식재료이기는 하지만 다행히 한국인들 중에는 이런 셀리악병이 드물다고 한다.

우리가 진정으로 궁금한 것은 왜 1등급 몸을 만들기 위해서는 밀가루를 끊어야 하는 것일까? 건강상의 문제로 끊어야 하는 이유도 존재하지만, 여기서는 일단 다이어트와 관련된 이유 3가지를 짚어보도록 하겠다.

첫째, 완전히 정제된 탄수화물이라는 점. 밀가루는 밀을 재배하여 껍질을 벗기고 가루로 빻아 만든다. 여기에 물을 넣고 반죽하여 면을 만들고 빵을 만들고 섭취할 수 있는 다양한 형태로 정제, 압축 가공된다. 이 정제과정을 통하여 밀의 영양은 모두 사라지고 몸으로 아주 쉽게 흡수되는 형태가 된다.

밀가루가 체내에 흡수될 때 보이는 혈당의 변화를 '스파이크(spike)'로 표현한다. 단순히 서서히 상승하는 증가의 의미와는 구별된, 확 뛰어오르는 스파이크를 말한다. 갑작스런 혈당의 스파이크는 많은 인슐린의 분비를 자극하니, 에너지 저장기능이 투철한 인슐린은 잉여의 포도당들을 차곡차곡 지방세포 속으로 저장시켜 살이 쉽게 찌도록 만드는 것이다.

둘째, 밀가루는 중독성이 강하다. 몸에 나쁘다는 것을 알면서도 쉽게 끊지 못하는 음식 중의 하나다. 밀가루에 물을 넣고 반죽하면 밀가루의 글리아딘(gliadin)과 글루테닌(glutenin)이 결합하여 쫀득거리는 점성과 탄성을 유지해주는 글루텐이라는 단백질이 만들어진다. 이 밀 단백질 글루텐이 몸속에서 대사되는 과정에서 바로 에소루핀이라는 아편제 효과를 가진 물질이 생성된다. 에소루핀(exorphin)은 소화과정 중 생기는 외재적인 몰핀(morphine)으로서 쾌감을 느낄 때 내부적으로 생겨나는 내재적인 몰핀(endogeneous morphine)과 비교될 수 있는 중독성 물질이다. 따라서 담배나 술처럼 조금씩 줄여나가야지 하는 마음가짐으로는 결코 끊을 수 없는 것이다.

셋째, 우리가 즐겨먹는 모든 빵과 과자는 '밀가루+알파(α)'로 만들어진다. 알파에는 대부분 당류와 트랜스지방이 들어간다. 당류 중 대표적으로 사용되는 설탕은 사탕수수를 완전 정제한 탄수화물이다. 인체에 흡수되면 포도당과 과당 1:1로 분해되어 혈당을 높이고 동시에 과당으로 인해 중성지방으로 쌓일 수 있는 살찜의 부채질 역할을 더해주는 것이다. 더구나 밀가루보다 더 강한 중독성이 있기 때문에 밀가루와 설탕의 조합은 알코올 중독의 상황과 비슷한 악순환의 사이클을 맴돌게 만든다. 또한 알파에는 부드럽거나 바삭한 식감을 위해 마가린, 쇼트닝과 같은 트랜스지방이 들어간다. 트랜스지방은 혈관에 가장 나쁜 악성 지방임은 다 알고 있을 것이다.

한 젊은 남성의 사례를 소개한다. 이 남성은 비만은 아니다. 신장

170cm에 63kg, 지극히 정상적으로 보이는 이 청년은 몸집에 비해 복부비만이 심했다. 본인의 말로는 공부를 시작하면서 먹는 것에 비해 유독 뱃살이 늘었다고 한다. 항상 체중이 늘까봐 하루 총 섭취열량을 1800kcal가 넘지 않도록 조절하며 식사한다고 했다. 아침은 담백한 플레인 베이글로 시작한다. 블랙커피에 베이글 한 개, 또는 허기가 지면 가끔 2개를 먹는다고 한다. 단 음식, 미끄러운 크림 맛을 싫어해서 잼이나 치즈, 생크림은 절대 첨가하지 않는다. 점심은 항상 우동이다. 우동을 너무 좋아하여 무더운 여름철이 되어도 따끈한 가츠오부시 국물에 우동면을 담아 팔팔 끓여 먹는다. 이 남성의 식사는 턱없는 영양 부족 상태였다. 저열량에 의한 영양부족이 아닌, 밀가루에 편중된 섭취, 그것이 다른 영양소가 몸으로 흡수될 기회를 가로막은 것이다.

이렇듯 밀가루 음식은 이미 우리의 삶 속에 깊이 뿌리박혀 주식의 역할을 확고하게 수행해 왔다. 바쁜 현대인들의 패스트푸드의 80% 이상을 차지하고 있다. 가끔 "선생님, 미국 사람들은 매일 빵으로 시작해서 햄버거 밀가루만 먹잖아요. 그럼 그 사람들이 다 뚱뚱하고 다 죽겠네요?"

알고 있지 않은가. 대부분 뚱뚱하다. 생존을 위한 패스트푸드로 쌀보다는 밀가루를 이용하여 랩처럼 말고, 빵처럼 구워 구색을 맞춘 고기, 야채를 넣었을 뿐이다. 많은 사람들이 비만으로 인한 질병으로 아파한다.

밀가루를 끊는다는 것은 대단한 용기가 필요하다. 더구나 중독성이 있기에 끊기가 힘들고 금단증상도 만만치 않다. 하지만, 그 끊기 힘든 것을 끊게 되면 내 몸뚱이를 1등급으로 역전시킬 상상 이상의 것들을 얻게 된다.

1등급 다이어트 1개월 실천법 5

남의 살을 먹을수록 내 살이 빠진다

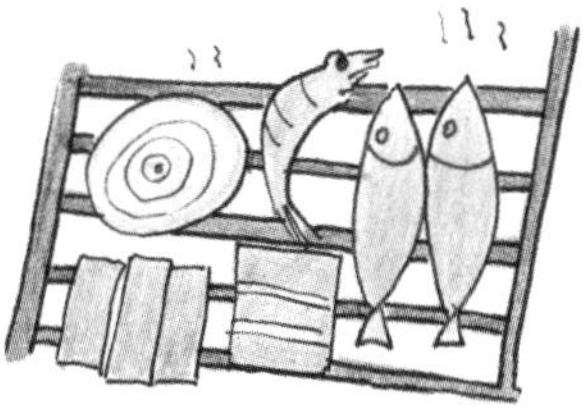

다이어트를 하면서 채식만 고집하는 사람을 많이 본다. 특히 한국에서 오랜 시간을 살아온 채식 부모님들의 논리는 이러하다. 첫째, 서양인이 동양인보다 비만이 많고 체구가 크다. 둘째, 서양인들은 동양인에 비해서 고기를 많이 먹는다. 셋째, 결론적으로 비만인들의 군살 덩어리인 지방은 고기 섭취로부터 비롯된 것이다.

그런 직관적인 상상의 논리 때문인지 대부분의 어르신들은 "어머니, 비만이세요. 살을 좀 빼셔야지 혈압도 조절되고 허리도 안 아프셔요."라고 하면, "난 고기라고는 입에 대지도 않고 맨날 김치랑 밥만 먹는데 왜 비만인지 모르겠어."하며 억울함을 호소한다. 육류보다는 야채의 칼로리가 낮으니 채식을 많이 하는 동양인이 더 날씬해야 한다는 어르신들의 고정관념 때문이다. 하지만, 야채만으로는 결코 우리의 뼈와 근육, 장기, 혈액 그리고 신체를 기능적으로 움직이게 만드는 각종 신경전달물질과 호르몬을 만들어내는 영양을 충당할 수 없다. 야채로 채울 수 없는 영양성분의 결여가 장기적으로 지속될 때 분명 치명적인 질병으로 이어질 수도 있다.

따라서 다이어트를 하는 동안에 영양을 고려하지 않고 야채 섭취만 고집하다보면 적신호가 오기 시작한다. 과거에 빵, 과자, 가공물질이 많이 들어있던 중독 음식으로 살이 쪘던 사람이라면 그러한 음식을 중단하고 야채 섭취를 즐기는 효과가 반짝 나타난다. 단기간 동안에는 피부도 맑아지고 변비도 해소되며 몸도 가벼워지는 행복도 맛볼 수 있을 것이다.

하지만, 채식만으로는 분명 더 이상 빠지지 않는 한계에 도달하게 된다. 지나칠 경우 탈모에 생리중단이 이어지고 근육은 점점 줄어들 수도 있다. 야채만 먹어 체중을 빼고 몸이 말라도 인체의 질서체계는 매일매일 필수영양을 요구하는 경고를 울리며 여기저기 불편한 소음을 내기 시작한다.

따라서 여기서는 그 동안의 잘못된 인식으로 왜곡되어졌던 고기들의 장점만을 활용하여 인체를 효율적으로 건강하게 가동하게 만드는 방법과 이유를 펼쳐보도록 하겠다.

'고기'라는 단어에 가장 먼저 어떤 영양소가 떠오르는가? 지방? 단백질? 맞다. 고기의 사전적 정의는 '식육하는 온갖 동물의 살'이다. 하지만, 필자는 동물의 살 외에도 바닷속 동물인 새우, 오징어, 조개류, 생선

등의 어류와 갑각류, 해산물을 모두 포함하여 언급하고자 한다.

이들의 살은 대부분 단백질과 지방으로 이루어졌다. 다이어트에 단백질이 필요하다는 말은 익히 들어서 다 알고 있을 것이다. 그토록 뜯어먹는 닭의 가슴도, 애써 파내고 먹는 계란 흰자도 단백질 때문이 아니었던가? 그렇다면 1등급 다이어트에서는 진정으로 단백질이 왜 다이어트에 필요한지 정확히 알고, 그 다음 고기의 단백질을 최대한 활용하는 과정을 따져볼 필요가 있다.

첫 단계로 단백질이 다이어트에 필요한 이유를 언급해 보겠다. 단백질은 3가지 이유로 다이어트에 아주 큰 도움을 준다.

첫째, 탄수화물과 지방에 비해 포만감이 커서 배고픔을 덜 느끼게 만든다.

둘째, 같은 칼로리의 탄수화물, 같은 칼로리의 지방을 섭취했을 때 보다 단백질은 섭취 후 입으로 씹고 위장을 통과하여 소화되는 과정에서 훨씬 더 많은 에너지가 소모된다. 이를 식사를 통한 발열효과라고 하는데, 최근 논문에 따르면, 100kcal에 해당하는 단백질 섭취 시 소화과정 중 최대 30kcal가 소비된다고 한다. 지방의 섭취 시 0~2kcal, 탄수화물 섭취 시 6kcal가 소비되는 것에 비하면 상당한 양의 소비이니 안 먹는 게 바보다.

셋째, 다이어트 시 소실될 수 있는 근육양을 유지시켜주어 몸의 칼로리 소비효율이 떨어지지 않도록 유지해 준다.

그럼 이 간단한 단백질이 다이어트에 필요한 논리적인 이유에 더해,

필자가 15년 동안의 많은 다이어터들을 만나면서 느껴왔던 절실한 단백질의 필요 이유를 하나 덧붙이겠다. 참고로, 이때 단백질은 필히 남의 살이다.

대표적으로는 소고기, 돼지고기부터 동물의 살들을 모두 포함한다. 고기를 먹는 것은 콩이나 우유와 달리 섭취의 행복감을 더해준다. 아마도 콩을 원료로 한 두부를 먹으며 너무 맛있어서 가슴이 설렌다고 말하는 사람은 거의 없을 것이다. 하지만, 맛있는 고기는 미식이 된다. 다이어트 기간 동안 고기를 먹을 수 있다는 행복은 먹어야 하는 의무보다는 먹어도 되는 선택의 행복을 안겨준다.

그렇다면 이러한 단백질이 다이어트에 좋은 이유들을 토대로 우리는 어떤 고기를 먹어야 할까?

지방이 적고 단백질이 많은 고기를 선택하면 최상이다.

첫째, 일단 해산물들은 다 좋다. 전복, 새우, 오징어, 문어, 랍스터 등을 최대한 활용해도 좋다. 새우의 콜레스테롤이 걱정된다면서 과자를 먹었던 자신의 모순을 스스로 반성하고 차라리 해산물만은 편하게 잘 먹기를 권한다.

둘째, 생선류다. 고등어, 꽁치 등의 등푸른생선은 지방이 많지만, 몸에 좋은 지방이다. 몸에 좋은 지방도 과잉이 될 필요는 없으니 고등어 꽁치, 장어 등은 평소보다 생선의 양을 줄여 먹고 그 외의 생선들은 즐겨도 좋다. 마음껏 즐길 수 있는 최상의 생선은 복어, 대구, 생태 또는 동태이다.

셋째, 그야말로 땅 위의 육고기 중 지방이 적은 부위를 추천한다. 소고기는 안심, 토시살, 제비추리, 안창살을 권한다. 돼지고기는 목살과 뒷다리살, 그리고 갈매기살이다. 닭고기는 안심과 닭가슴살 모두 좋으며 껍질만 제거하고 먹는다면 모든 살들이 지방은 아주 적은 편이다.

이 세 종류의 육상과 해상의 살코기를 먹음으로써, 지금까지 해야만 했던 다이어트의 고행길을 행복한 다이어트의 행진으로 바꿀 수 있을 것이다. 바로 필자가 45세가 넘은 중년의 나이에도 행복하게 미식을 즐기며 1등급 몸매를 유지하는 최고의 비결이기도 하다.

1등급 다이어트 1개월 실천법 ⑥

체중감소의 더블 시크릿, 깨버려라, 중독

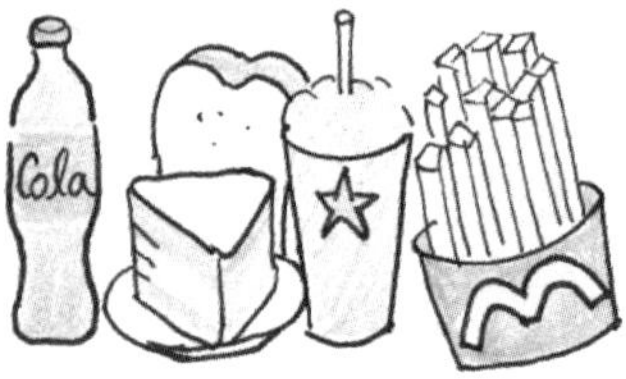

머리로는 인정하지만 몸이 인정하지 않는 행위들, 즉 나쁜 줄 알면서도 끊지 못하는 현상이 중독이다. 우리는 흔히 중독이라 하면 알코올 중독, 마약 중독을 떠올려 왔다. 하지만, 세상은 바빠지고 가공식품은 늘어나고 스트레스는 기하급수적으로 상승하는 이 세상, 시대가 바뀜에 따라 학계에서는 '음식 중독'을 인간의 신종 중독으로 분석하고 비만과의 관련성, 건강상의 유해성을 철저히 검증해 내고 있다.

필자는 자신의 체중과 체형에 만족하지 못하는 많은 여성들이 대부분이 음식 중독의 요소를 가지고 있다고 본다. 물론 먹어서 살이 찐 것이고 덜 움직여서 살이 찐 에너지 불균형의 문제이지 살찐 것과 중독이 무슨 상관이 있냐고 물을 수 있다. 그러나 예일대 연구진들이 음식 중독이라는 신종 중독을 밝히고자 표준화된 설문지를 만들어냈다. 그 중의 한 질문으로 "끊어야 하는 줄 알면서도 끊지 못하는 음식이 있습니까?"가 있다. 이 말은 결국 머리로는 나쁜 줄 알면서도 끊지 못하는 것을 말한다. 연어나 파프리카를 끊지 못하거나 오이나 샐러리를 끊지 못하는 것은 결코 심각한 치료의 대상이 아니다. 왜냐하면 중독이 아니기 때문이다. 뇌로는 이런 것들이 내 지방을 늘리는 음식이고 혈관에도 나쁜 음식이니 먹어서는 안 되겠다고 알고 있으면서도 절대 끊을 수 없는, 끊으려는 생각을 하는 순간 즐거움의 한 부분이 소멸될 것 같기에 더 지속하게 되는 음식들, 이것이 바로 중독인 것이다.

최근 몇 년간의 비만 및 심혈관질환과 관련된 예일대의 분석들을 보면 무섭고도 재미있는 사실을 하나 발견할 수 있다. 특정 음식에 대해 중독된 뇌를 CT 촬영을 한 후, 코카인과 같은 마약에 중독된 뇌와 비교한 사진이 있다. 마약에 중독된 뇌와 특정 음식에 중독된 뇌가 동일한 부분에서 활성화된 사진은 "나, 단맛에 중독되었나봐." 하며 떠들던 우리들의 수다꺼리를 명백하게 증명할 만한 이슈였다. 이후, 미국의 많은 영양학자들이 비만과 음식 중독의 연관성을 연구 중이며, 실제로 많은 사람들을 통한 설문 및 추적 관찰을 통해서 음식 중독이 비만 및 폭식증을 유발시킨다는 사실을 발견했다. 따라서 우리는 살을 빼기 위해서 단순히 전체 칼로리를 줄이기 전에 최우선적으로 내가 빠진 중독의 특징을 스스로 찾아내고 없애야 한다.

최근 약 2~3년간 다이어트를 위하여 비만클리닉을 방문하여 기록한 설문을 분석해 볼 때, 이런 중독요소의 1위는 단연코 빵이었다. 밥 대신 끼니 해결이 된다는 생각에 많은 사람들은 과자보다도 빵을 끊지 못하였고, 누구나 빵을 끊는 순간 체중이 빠지기 시작하고, 다시 빵을 한 입씩 물어내는 순간 체중이 기하급수적으로 찌기 시작했다.

그다음 2위는 과자와 달콤한 커피음료였다. 이들을 좋아하는 분들의 공통적인 의견은 밥은 먹으면 땀 흘리고 배부른 느낌이 싫은데, 과자는 먹어도 배부름이 없고, 가볍게 한 끼를 때울 수 있으니 마음의 부담이 없다는 것이다. 그래서 이들은 지금도 무럭무럭 살을 키우고 있다.

그럼, 소위 말하는 중독을 유발하는 특정 음식의 성분은 무엇일까? 딱 세 가지로 귀결된다.

첫째, 설탕. 둘째, 고도로 정제된 밀가루. 셋째, 튀겨낸 트랜스지방이다. 이 세 가지는 바로 뇌의 중독을 키우는 하나의 열쇠로 작용할 것이다. 열쇠를 클릭하는 순간, 나의 의지와는 무관하게 뇌는 반응한다. 정상적으로 반응해야 할 신경전달물질과 호르몬에도 오류를 일으킨다. 쥐를 통한 실험을 보아도 설탕이나 밀가루와 같은 중독요소가 많은 음식을 섭취할 경우 육안상으로 배가 튀어나왔음에도 쥐는 그 특정음식을 지속적으로 섭취한다. 참, 무서운 쥐의 실험이 바로 내 모습이고 당신의 모습일 수 있다.

그럼, 중독을 끊기 위해 꼭 약을 먹어야 할까?

빵을 끊고 밀가루를 끊고 과자를 끊는 것은 담배를 끊는 것만큼 힘들다. 매일 의지가 약하다고 스스로를 탓하지만, 30일을 끊어도 다시 먹으면 입에서 느껴지는 만족감이 있다. 그것은 입에서 느낀다고 생각하지만, 실제로는 뇌에서 느껴지는 만족이다.

중독은 내성과 금단증상이라는 두 가지의 특징을 갖는다. 모두 뇌와 관련되어 있는데 내성은 과거와 동일한 양으로는 만족을 느끼지 못하는 것을 말한다. 분명 예전에는 달콤한 초콜릿 한 개로도 행복을 느꼈는데 이젠 초콜릿 하나로는 결코 만족을 느끼지 못한다. 뇌는 짜릿한 쾌감을 원하는데 바로 도파민의 작용이다. 남녀 간의 사랑에도 도파민이 작용한다. 사랑의 도파민에는 유효기간이 있어 시간이 지나면 알아서 줄어든다.

그러나 빵과 과자는 다르다. 빵과 과자의 도파민은 유효기간이 없고 나이 들면서 적절하게 줄어들지도 않는다. 나이들다 보면 소화능력이 떨어져 좀 덜 먹을 수는 있어도 아무리 나쁘다고 강조를 해도 도저히 끊기 힘든 것들이 빵과 과자이다.

필자는 항상 말한다. "남자에겐 담배, 여자에겐 빵, 과자만 끊으면 인생이 확 바뀔 것이라고." 그 정도로 중독성이 강하고 모든 부분 뇌의 쾌감과 치밀하게 연결되기 때문에 단순히 의지만으로 고쳐지기는 힘들다.

밀가루, 설탕, 액상과당, 이들이 왜 살찌게 하는지에 대한 언급은 세상 속에서 끊임없이 계속된다. 읽어보았고, 또 들어보았고 다 안다고? 하지만, 중독된 음식을 참는 것은 무척 어렵다. "살을 빼기 위해서 참고 안 먹어야지, 안 먹어야지."하는 각오를 한 열 번 반복해 보라. 이렇게 바뀐다. "살만 빼면 꼭 그것을 먹어야지, 먹어야지." 그렇지 않은가? 자극하면 고개를 숙이는 것이 아닌, 자극할수록 튕겨나가는 것이 바로 뇌이다. 이때, 가장 좋은 훈련법 두 가지를 소개한다.

첫째, 라벨을 통한 '나쁜 단서 강화 훈련' 이다. 여기서는 '언제 만든 거지?' 확인하는 유통기한 학습법과 소맥분, 쇼트닝, 팜유 3총사 학습법 두 가지를 반복해야 한다.

우선 유통기한 학습법을 소개한다. 일상적으로 즐기던 과자 뒷면의 라벨을 보면 제조일자 또는 유통기한이 쓰여 있다. 일반적으로 과자의 유통기한은 첨가물에 따라 3개월에서 6개월까지 유효하다. 2017년 1월 5일 제조. "오늘이 2017년 7월인데, 6개월 전에 만든 음식이라고?" 입으로 떠들고 뇌로 그 날짜를 각인하며 상상하라.

과자, 빵 모두 요리과정을 통해 좀 더 맛있는 식감으로 만들어진다. 그러나 대부분의 요리는 2~3일이 지나면 부패한다. 곰팡이가 생기고 심한 부패가 진행될 것이다. 그러나 내 눈 앞에 있는 빵과 과자는 6개월이 지났음에도 좋은 빛깔과 바삭한 식감을 유지하며 멀쩡히 그 안에 생겼어야 할 부패물질을 단 한 점도 드러내지 않는다. '이 속에 6개월이 지나도 썩지 않도록 하기 위해 얼마나 많은 방부제, 보존료, 식품첨가물을 넣었을까? 만일 이들을 넣지 않았다면 이 과자와 빵은 모두 푸르다 못해 시커먼 곰팡이 덩어리로 남아 있었을 것을……'

다음은 라벨에 쓰인 3총사 학습법이다. 소맥분, 쇼트닝, 팜유가 바로 그것이다. 우리가 중독적으로 즐겨먹는 모든 음식에 다 들어있다. 소맥분은 밀가루의 한 종류이며, 쇼트닝은 식물성, 또는 동물성 유지에 수소를 첨가하여 단단하게 고체화시킨 경화유다. 팜유는 원래 야자(palm)라는 열매에서 추출한 식물성 기름인데 긴 유통과정을 거치기 위해 수소화 처리되어 가공식품에 이용되기 쉽게 고체화된다. 이들은 모두 바삭하고 눅눅해지지 않는 과자의 식감을 위하여 중독성이 강한 밀가루에 설탕, 식품첨가물과 더불어 사용된다. 그렇게 인체 내로 흡수되면 말 그대로 혈관 내 단단하게 들러 붙는 악성지방이 될 것이다. 이런 트랜스지방은 탱탱하고 젊기만 했던 타고난 예쁜 혈관을 망쳐놓는다. 혈관이 예쁘지 않은데 예쁘게 오래 살 가능성은 희박하다. 혈관에도 지방이 딱 달라붙어 있는데 눈에 보이는 몸뚱이 군살은 당연하다.

쇼트닝과 팜유를 살짝 식물성 유지라고 바꾸어 표기하며 착한 척, 그리 나쁘지 않은 척 행세하기도 한다. 삼총사는 모든 라면, 과자에 첨가된다.

이 두 가지 반복학습을 통한 나쁜 단서 강화훈련은 다이어트를 시작하는 첫 달, 아주 중요한 훈련이다. 유통기한을 본 후 이어서 라벨에 있는 삼총사를 확인하라. 눈으로 읽고, 머리로 생각하고, 늙어 병들어 구겨진 내 모습을 상상하라. 가끔은 네거티브 마인드를 통한 충격 요법이 의외의 전환점을 마련한다.

둘째, '바꿔치기 학습법' 이다. 중독이라는 것은 즐거움을 원하는 뇌의 리워드시스템의 병적 반응이다. 뇌의 리워드는 인간이 가지는 정상적인 반응인데 다만 한 쪽으로 치우쳐 그 정도가 지나친 것이다. 하나만 주어도 즐거움의 괴성을 지르던 뇌가 이젠 무감각하다. 두 개 정도는 주어야 조금 즐거워하고 수량을 늘리지 않고는 즐거워하지 않는다.

즐거움을 갈망하는 도파민은 계속되는데 도파민의 내성이 생겨 갈망하는 만큼의 즐거움은 생기지 않는다. 뇌의 갈망이 지속되는 상태에서 무조건 끊기만 한다는 것은 즐거움을 원하는 갈망을 몽둥이로 때리며 "조용히 안 해?"하고 다그치는 것이다. 언젠가 더 큰 후폭풍을 몰고 올지 모르는 위험성을 키우는 짓이다. 이때 필요한 것이 바로 '바꿔치기 훈련' 이다. 중독성이 없고 건강하고 맛도 좋은 음식으로 과자, 빵 중독 음식을 대체해 보는 것이다.

'나쁜 단서 강화훈련' 과 '바꿔치기 학습법' 은 특정 음식에 중독이 있는 사람들에게 상당히 효과적이다. 실제로 단 음료와 빵에 중독된 사람들의 경우 이 두 가지를 3주 이상 훈련함으로써 약의 의존 없이도 금단 증상을 이겨낼 수 있었다.

두 가지 훈련을 동시에 하지 않는 한, 중독은 영원히 깨기 힘든 비만의 보장자산임을 잊지 말아야 할 것이다.

1등급 다이어트 1개월 실천법 7

상위 4%는 1등급만 먹는다

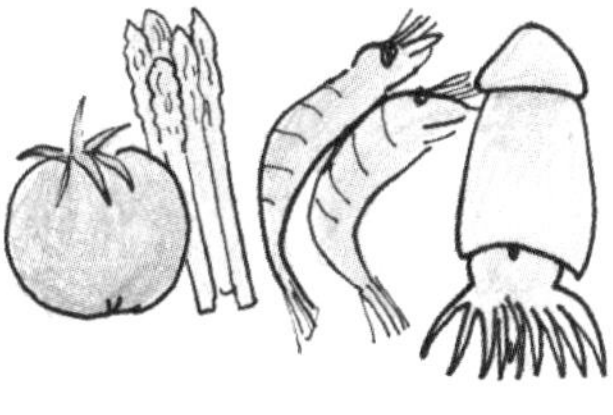

세상에는 수많은 음식들이 있다. 한쪽에서는 음식을 즐기고, 한쪽에서는 즐겼던 음식으로 찐 살들을 빼기에 정신없다. 전 세계 어디든지, 해마다 신년이 되면 다이어트를 목표로 새로운 도전을 시작한다. 이제 다이어트는 비만인구가 많은 미국인들이나 다이어트에 특별한 관심을 갖는 한국 여성들만의 관심거리는 아니다. 이러한 사람들의 관심에 발 맞추어 대중매체에서는 각종 음식이 가지고 있는 장단점을 크게 강조하며 다이어트에 좋고 나쁜 점, 건강에 좋고 나쁜 점을 나열하며 정보 전쟁에 애쓴다. 하지만, 이러한 다이어트와 영양에 관한 정보들은 어떻게 강조하고 전달되느냐에 따라 오류에 쉽게 빠지게 된다.

'영양주의(Nutritionism)' 이라는 말이 있다. 영양주의란, 음식의 전체를 보기보다는 음식에 있는 특징적인 하나의 영양을 부각하여 전체를 보지 못하고 판단하는 편집적인 성향을 말하는 신조어이다. 음식에 대한 관심이 많은 만큼 가끔 이러한 영양주의는 음식의 본질과는 달리 사람들에게 왜곡된 지식을 심어줄 수 있다. 일례로 술 한 잔 먹지 못했던 한 주부가 레드와인이 심혈관에 좋다는 기사 하나를 읽고 난 후, 먹고 싶지도 않은 와인을 심장병 예방을 위해서 먹기 시작하는 경우도 있고, 감자보다 고구마가 당지수가 낮아 다이어트에 좋다는 말만 듣고 고구마를 박스로 구입하여 온종일 끼니로 고구마만 10개 이상 섭취하는 경우도 있다. 견과류를 대량으로 구매하여 뇌와 혈관에 좋다며 하루 종일 씹다가 살이 쪄 오는 사례는 아주 흔한 일이다.

최근에는 모바일에 손가락 하나만 터치하면, 원하는 음식과 그 정보를 원하는 대로 마음껏 탐색할 수 있다. 만일 'A' 라는 음식을 주제로 검색하다 보면, 'A' 에 대한 정확한 지식보다는 읽고 싶은 기사들만을 클릭하여 검색하게 된다. 소위 '내 맘대로 검색' 으로 인해 정작 'A' 라는 음식의 본질을 보지 못하고 혼자만의 오류에 빠지기 십상이다. 이렇듯 넘쳐나는 정보 속에서 내맘대로 지식을 편집하면서 사람들은 혼란에 빠진다.

다이어트에 목마른 지금, 우리에게 필요한 것은, 지식보다는 지침이라고 본다. 올바른 지식도 실행으로 이끌 수 있는 지혜가 없다면 무용지물이다. 필자가 제시하는 등급 음식표는 차별화된 특징을 갖는다. 첫째, 최근 3년간의 대단위 연구논문들을 통해 정리된 근거 중심의 음식 분류이다. 과거와 달라진 생태계 환경, 그에 따른 영양가치의 변화, 조리방법에 따른 우리 눈 앞에 놓인 음식에 대한 분류이다. 둘째, 한국인들의 실생활에 밀접한 음식 위주로 분류하였다. 세계적으로 교류가 많아지면서 식문화도 혼재된 것이 사실이지만, 실제로 외국 논문에 근거한 음식 중에는 한국인들이 즐겨하지 않는 음식들이 있으며 그 경우 한국 영양 분석 평가의 식품영양학회지의 논문을 참고하였다.

등급별 음식은 4등급으로 나누며, 구분의 기준은 다음과 같다.

① 1등급 음식: 포만감 있게 먹어라. 건강과 다이어트에 좋은 음식. 고단백질, 고섬유질

② 2등급 음식: 살 빼려면 적당량 먹어라. 건강에는 좋지만 많이 먹으면 살찔 수 있다.

③ 3등급 음식: 목표 체중에 도달한 당신이라면 한 끼 정도는 이 음식을 먹어도 된다. 단, 다이어트 할 때엔 철저히 먹지 말아야 하며, 다이어트엔 큰 도움이 되지 않는 음식, 영양 가치는 있으나 체중증가에 영향을 주는 한국의 전분성 야채도 포함한다.

④ X등급 음식: 이렇게 먹으면 살찌는 것은 시간문제다. 건강과 다이어트에 최악인 음식, 중독성 음식(설탕, 밀가루, 트랜스지방 음식)으로서 최근 비만을 유발하는 음식중독 유발 물질 3가지를 포함하고 있다.

등급별 음식 나누기

1등급	2등급	3등급	X등급
건강에 좋고, 배부를 때까지 먹어도 됨	건강에는 좋으나, 정해진 양만 먹어야 함	다이어트할 때는 먹으면 안 됨	건강에 안 좋고 살만 찌는, 중독성 음식
육류(생고기) 소고기 돼지고기 닭고기 **생선 및 해산물** 생선(연어, 참치, 복어, 고등어, 대구, 생태) 생선회 오징어, 문어, 낙지 조개, 소라, 전복, 관자, 새우, 게, 랍스터 김, 미역 참치, 연어 통조림 **계란** **야채**(채소) 버섯류, 양파 마늘, 오이, 고추 양배추, 양상추, 아스파라거스, 브로콜리, 콜리플라워, 콜라비,파프리카, 시금치, 토마토	**곡류**: 잡곡, 현미 **콩류**: 콩, 두부, 된장, 청국장 **과일** **우유 및 유제품** 흰우유 요거트, 치즈, 버터 **견과류** 호두, 아몬드, 잣, 땅콩 **좋은 기름** 올리브 오일, 코코넛 오일, 들기름 소금 커피, 차 자일리톨, 에리스리톨 설탕이 없는 소스	**흰쌀**: 흰밥, 떡, 죽 **전분성 음식** 감자, 고구마, 옥수수, 단호박 **가공식품** 소시지, 베이컨 런천미트, 스팸 냉동음식 다크초콜릿 알코올	**밀가루로 만든 음식** 각종 빵, 케이크, 롤, 식빵, 과자, 쿠키, 시리얼, 파스타, 피자, 라면, 냉면, 국수, 우동, 자장면 만두피, 부침개/전 밀가루 입혀 튀긴 것 **설탕이 든 음식** (액상/과당, 정백당) 아이스크림, 사탕, 밀크초콜릿 달콤한 디저트, 과일 통조림 탄산음료, 과일주스 믹스/자판기 커피 잼, 양념된 고기, 설탕든 소스, 액상과당이 든 드레싱 **트랜스지방 및 가열된 기름**(지방) 삼겹살, 우삼겹, 차돌박이, 튀김류

필자는 여기서 가장 큰 구분의 기준을 건강과 다이어트(살빼기)로 본다.

1등급 다이어트에 성공하기 위하여 1개월에는 무조건 1등급 음식을 우선적으로 먹어야 한다. 만일 사회생활로 1등급 음식으로만 섭취를 유지할 수 없을 경우, 2등급 음식을 표기된 분량만큼(p.104 참고) 1~2회만 허용할 수 있고 주말과 공휴일에는 꼭 1등급 음식만 먹도록 한다. 참고로 3등급 음식은 다이어트 할 때는 먹지 않아야 하며, 목표 체중을 달성한 후 체중유지 시에 사회생활을 하면서 한 끼 정도 대체할 수 있다. 가공식품 중 햄류에는 유해한 식품첨가물인 아질산나트륨이 들어있지만 사회생활에 흔히 노출되는 음식이기에 카테고리에 맞게 3등급으로 분류하기로 한다.

1등급 음식을 먹는 원칙은 다음과 같다.

앞서 설명한 대로 고단백질 고섬유질 음식이 주가 된다. 얼핏 보기엔 인체의 효율적인 사용을 위해서는 필수지방과 탄수화물도 필요한데 부족한 것 아닌가? 라는 질문이 있을 수 있다.

하지만, 모든 음식은 온전한 탄수화물 한 가지, 지방 한 가지, 단백질 한 가지로만 구성되지 않는다. 비율이 다를 뿐, 적어도 세 가지 열량을 내는 3대 영양소 중 2가지 이상이 결합되어 있다. 다만, 쉽게 지방으로 저장될 수 있는 필요 이상의 포도당을 포함하거나 인체 운영과 상관없는 불필요한 과당의 영역을 제한했을 뿐이다.

1등급 다이어트 1개월에는 1등급 음식 위주로 섭취한다면 배고픈 시달림과 적게 먹는 우울감에서 쉽게 벗어날 수 있고, 살을 뺐는데 몸에는 활력이 생길 것이다. 또한 더 먹고 있는데도 살은 더 빠지고 있는 행복한 경험을 할 수 있을 것이다.

1등급 다이어트 3개월을 완성한 후 "이젠 이 체중은 유지할 수 있을 것 같아요."라는 말을 자연스레 하게 될 것이다. 건강하게 살다 보면 다이어트는 덤으로 오는 선물임을 함께 공유하는 한 달이 되기를 바란다.

1등급 다이어트 **1개월** 실천법 ⑧

화내지 않는 연습보다 화나지 않는 연습을 하라

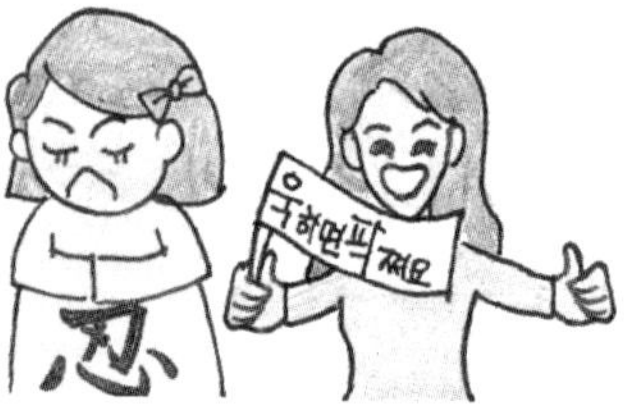

40대 중반을 넘은 지금 나의 젊은 시절을 회고해 본다. "무엇이든 할 거면 치밀하고 완벽하게, 안 할 거면 아예 손을 대지 말던가." 살아오면서 나는 누구에게든 그런 말을 해 왔다. 우유부단, 돈키호테, 대충 시간 때우기 등은 나와 잘 맞지 않았다. 나는 20대 중반 조금 이른 나이에 결혼했는데 남편은 나에게 종종 '파이터(fighter)'라는 말을 했다.

결혼 후 일상의 불편신고, 고장신고, A/S 접수는 모두 내 몫이었다. 숫자에도 민감했기에 마트에서 장을 보면 5번 중 3번은 계산원의 실수를 단 번에 잡아내었다. 1+1을 2개로 계산한다던가, 앞 사람이 구입한 물건의 가격이 이어서 계산됐다던가, 손가락을 잘못 눌러 1개의 수량을 4개나 11개로 계산하는 실수를 잡아내는 데 귀신이었다.

그렇게 세상의 실수를 바로 잡는 데 많은 분노를 쏟고 살던 내게 '자동차 사건' 이 일어났다.

당시 D사의 자동차를 구입했었고, 구입한 3개월 후부터 운행 중 시동이 꺼지는 현상이 반복되었다. 항상 차를 끌고 출퇴근 하던 남편은 도로에서 몇 번이나 사고를 당할 위기를 넘겼고, 이러한 동일 현상이 있을 때마다 D사에서는 수리를 해 주었다. 남편은 아무래도 내가 나서 주어야 할 것 같다며 도움을 요청했고, 나는 D사를 상대로 이의를 제기하기 시작했다. 자동차 매매 계약서를 꼼꼼하게 훑어보고 난 후, 자동차 차체의 근본적인 결함이 있어도 구입 후 1년이 지나게 되면 어떠한 형태로도 보상이 되지 않는다는 깨알같은 문구가 적혀 있는 것을 발견하였다. 구입한 날짜로부터 1년이면 당시 약 2개월 정도가 남아있었다. 나는 두 팔을 걷어붙이고 소비자 보호원에 서류를 내었고, 구입 이후 전국의 자동차 공업사를 다 찾아가 어떠한 부분의 수리를 했고 당시 결함이 무엇이었는지를 첨부자료로 넘겼다. 얼마 후 D사에서는 소비자 보호원의 신고에 연락을 취했다.

"고객님의 문제제기, 충분히 받아들이겠습니다. 타협이 필요하니 잠시 저희 D사로 나와 주시겠습니까?" 나는 직장생활을 하고 있는 중이었지만 어떻게든 시간을 내서 약속장소로 나갔다.

마치 프레젠테이션을 하듯, 상황을 설명했고, 책임자 한 사람이 "사모님과 남편분의 입장을 충분히 알고 우리의 실수를 인정하겠습니다. 기존 차에 대한 감가상각에 대한 부분, 새차로 교환해 주는 대신 약 170만 원을 내주십시오."라고 했다.

나는 피가 거꾸로 솟는 느낌이었다. 어떠한 용기에서인지 난 바로 대답했다. "그렇게 하시죠. 다만, 그동안 우리가 겪었던 정신적, 시간적 피해에 대한 보상을 따로 청구하겠습니다." 그렇게 단호한 한 마디를 남기고 나왔다.

결론은 새 차를 받았다. 물론 170만 원의 감가상각에 대한 비용도 지불하지 않았다.

하지만, 나는 이 사건을 처리하는 과정에서 과도한 스트레스에 시달렸다. 3~4개월 동안 생리를 하면 보름 동안 출혈이 멈추지 않았고 매일 불면증에 시달리게 되었다. 밤이 되면 무언지 모를 뇌고픔에 시달려서 한번 먹기 시작하면 멈출 수가 없었다. 살찔까봐 빵, 과자는 피한다면서 뻥튀기를 한 번에 3봉지를 먹어치우기도 하고 앉은 자리에서 된장찌개에 모두부 한 모를 넣어 현미밥 2공기를 비벼먹기도 했다. 먹고 또 먹고 불안하니 평소에 찾지도 않던 아이스크림이 당겨 플레인 요거트를 얼려서 2~3개씩 해치우기도 했다. 결국 몸은 망가지고 체중은 3kg이나 늘었다. 내가 원했던 대로 새 차를 받았지만 그동안 상대에게 화를 내고 싸우면서 엄청난 스트레스를 받았고 스트레스로 인한 이상반응이 내 몸속 여기저기서 나타난 것이다.

새 차를 받은 만큼 물질적인 돈은 절약할 수 있었지만, 어렵게 뺀 살이 다시 찌기 시작하고 살찔 때도 덜 쪘던 배가 나오기 시작했다. 우울감과 상처로 불면증에 힘들어 했으며 위염과 생리불순, 탈모 등 건강의 적신호가 오기 시작하였다. 그 사건 이후로 나는 결코 화를 잘 내려하지 않는다.

최근 스트레스와 비만과의 연관성이 크게 대두되었다. 먹는 것, 소비하는 것, 생활습관 이 세 가지가 비만의 원인이었다고 논하던 과거와는 달리, 현대인들은 생활습관보다 스트레스라는 요소가 비만과 체중증가, 심혈관 질환에 큰 영향을 준다는 보고이다.

나는 몸소 경험했다. 그리고 많은 살 찐 사람들을 통해서 스트레스를 받을 때 나오는 코르티솔(cortisol) 호르몬이 한 편으로는 스트레스를 보상하기 위해 리워드 시스템을 자극하여 식욕을 늘리고, 또 한편으로는 호르몬의 과잉분비로 지방저장효소를 활성화시켜 복부의 지방을 늘리고 체중을 증가시키게 만드는지 정확히 보고 정확히 느꼈다.

스트레스 때문에 살이 쪄서 상담하시는 분들이 정말 많다. 그들의 모습은 20년 전의 나의 모습과 다르지 않았다. 그들의 입장도 그들의 화도 다 알고 이해가 된다. 하지만 더 소중한 것은 나의 몸이다. 스트레스 호르몬은 적절한 긴장을 유지할 정도만 엑기스같이 분비될 때 다이어트에 효능을 주면서 몸의 면역도 유지해 준다. 그래서 1등급 다이어트에서는 화나지 않는 연습을 강조한다. 화내지 않는 연습은 안으로 화가 난 것을 겉으로 드러내지 않는 인내일 수 있지만, 이보다 더 중요한 1등급 다이어트의 삶은 진심으로 내 안에서 화가 나지 않도록 조절하는 연습인 것이다.

1등급 다이어트 1개월 실천법 ⑨

식욕조절약은 내성이 있지만 식욕조절 음식은 내성이 없다

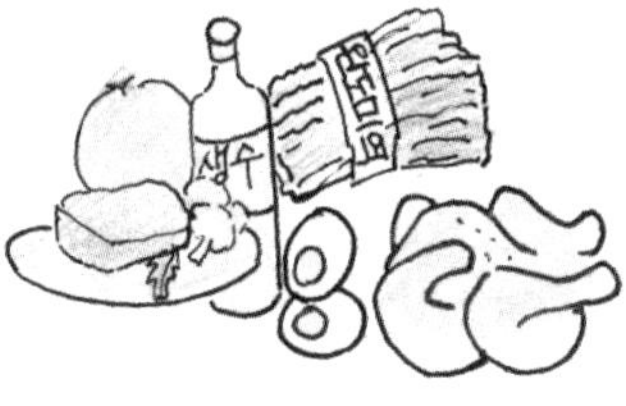

많은 사람들이 다이어트 약을 복용한 경험이 있을 것이다. 비만인구가 많아지면서 체중감소를 위한 약물의 개발은 전 세계적으로 활발하게 진행 중이다. 이미 다년간의 연구 끝에 효과와 안전성을 검증받은 성분들은 소위 체중조절약으로 처방이 가능하다. 이러한 효과와 안전성을 입증받은 약물들 각각은 작용기전이 다르기 때문에 체중감소 효과가 나타나도록 의사의 진찰과 충분한 상담 하에 복용하는 것이 가장 중요하다.

어떠한 약물이든, 약물이기 때문에 일정한 효과를 기대할 수 있다. 또한 약물이기 때문에 특정 성분의 효능이 치료에 사용되는 목적에 충분히 부합하도록 사용되어야 한다. 따라서 부적절한 약물 복용에 따른 부작용이 생기지 않도록 안전한 가이드 역할을 해 주는 의사의 처방이 필요하다.

다이어트 약물도 결코 예외는 아니다. 많은 분들이 다이어트 약이라고 하면 '식욕억제제' 라는 말로 단언해 버리지만, 실제로 약물은 식욕과 관련된 약물만 있는 것이 아니다. 대사촉진제, 지방흡수억제제 등 다양한 성분을 가진 약으로 개발되어져 있다. 그 중 조금 민감하게 작용하는 것은 식욕조절제이다. 말 그대로 식욕조절제는 먹으려는 욕구, 즉 먹는 행위가 아닌 먹고자 하는 욕구를 조절한다는 것이다.

식욕은 단독으로 영향 받는 것이 아닌 뇌의 리워드시스템 안에 행복을 느끼는 호르몬 또는 신경전달물질들, 그리고 그들이 반응하게 해 주는 수용체들과 밀접한 관련을 이루며 영향을 주고받는다. 따라서 본인의 상태를 정확히 알리고 의사의 충분한 면담과 진찰을 통해서 식욕조절제를 처방받는다면 과잉 식욕과 과잉 섭취를 조절할 수 있는 좋은 도우미가 될 것이다.

결과적으로 약물치료는 다음의 3가지 작용을 통해 체중을 빼는 데 도움을 주는 방법일 뿐, 결코 약 자체만으로 체중을 뺄 수 없다는 것을 인지해야 한다.

첫째, 앞서 말한 것처럼 과잉 식욕을 정상적인 식욕으로 만들어 주거나, 둘째, 꼼짝 하지 않는 몸의 신진대사를 촉진시켜 칼로리 소비효율을 증가시키는 데 도움을 주는 것, 셋째, 지방의 일부 흡수를 차단하는 데 도움을 주는 것 세 가지이다.

그 외 지방분해 촉진에 도움을 준다거나 탄수화물의 흡수를 일부 차단 또는 지연시켜주는 목적으로 개발된 약물은 효과가 있다 하더라도 미미하여 많이 사라지고 있는 현실이다. 요즘에는 이러한 약물치료의 인기가 한 차례 폭풍처럼 지나가고, 가르시니아캄보지아추출물, 공액리놀렌산, 식이섬유 등의 체중감소효과, 지방감소효과를 강조하는 건강기능식품들이 판매되고 있다.

사람들의 입에 매일 회자되는 체중감소효과성분, 지방감소도움성분들은 사실 정확히 그 효과를 검증받지 못한 것이 대부분이다. 이에 필자는 항상 주장한다. 무엇이든 이용할 수 없다면 이용당하지 말라. 여러분이 과거의 약물 치료, 건강보조식품의 지속적인 복용 후에도 그리 좋은 결과를 얻지 못했던 것은 내 몸 전체를 그들에게 맡겨 의존했기 때문이다.

진정한 1등급 다이어트로 승부하려면, 이용할 수 없는 것이라면 모두 벗어던져야 한다. 내 몸에 대한 주체는 내 자신이 되어야 한다. 생각보다 당신이 힘들지 않게 살을 뺄 수 있는 쉽고 유익한 세상의 진실들이 존재한다. 지금부터 약을 먹지 않아도, 보조제를 섭취하지 않아도 1등급을 만들 수 있는 식욕조절 음식, 또는 신진대사촉진 음식들을 제시해 본다.

❶ 아침에 계란 한 알

계란은 단백질과 필수지방이 풍부한 식품이다. 최근 계란과 체중감소와 관련된 연구에서 가장 재미있게 밝혀진 사실은 우리의 실천욕구를 자극시킨다. 즉, 아침 식사 시 먹는 계란 한 알이 하루의 신진대사를 높인다는 사실이 입증되었다.

여기서 신진대사를 높여준다는 말은 우리 몸이 에너지가 잘 타는 공장이 되도록 만들어 준다는 뜻이다. 계란을 섭취할 때 많은 사람들이 콜레스테롤을 걱정하며 노른자를 빼고 섭취한다. 하지만, 노른자에는 단백질이 무척 많다. 흰자와 노른자를 비교하면 계란 흰자는 단백질이 주가 되고 노른자에는 단백질 외 다른 영양분이 함께 존재하여 그 비율이 다를 뿐이다. 노른자에 함유된 레시틴 성분은 오히려 콜레스테롤의 섭취를 막아준다. 한국영양학회지의 연구 결과에 따르면 성인 하루 4알을 섭취할 경우에도 계란 노른자로 인한 콜레스테롤의 상승은 유발되지 않는 것으로 확인되었다. 미국 예일대 연구 결과 콜레스테롤이 있는 환자를 대상으로 한 6주간의 연구에서도 매일 2개의 난황 섭취를 늘린 결과 혈중 콜레스테롤의 위험성을 증가시키지 않는 것으로 확인되었다.

❷ 자몽

아마도 덴마크다이어트를 해본 사람들은 숱하게 등장하는 자몽이라는 과일을 경험해 보았을 것이다. 자몽에 들어있는 씁쓸한 맛, 그것이 바로 식욕조절과 항산화작용에 도움을 주는 '나린진' 이라는 플라보노이드 성분이다. 비슷한 오렌지과에 속하는 오렌지, 귤에 비해서 당도가 낮은 편이다.

❸ 모닝커피

커피의 카페인은 열 생산을 촉진하여 신진대사를 상승시키는 것으로 밝혀졌다. 하지만, 커피는 카페인의 효능만큼 내성 또한 강하며 수면의 질에 부정적인 영향을 준다. 신진대사 촉진을 위하여 과량의 카페인을 섭취하면서 수면의 질이 떨어지면 식욕이 증가되고 오히려 섭취증가로 살이 찔 수도 있다. 따라서 커피의 장점만을 이용하여 다이어트에 활용할 수 있는 최선의 방법은 아침에 아메리카노 한 잔을 마시고 운동하는 것이다. 오전 중의 아메리카노 한 잔은 카페인의 영향으로 밤잠을 설칠 일이 없다. 또 연하게 내린 아메리카노 한 잔이 내성을 일으킬 가능성은 거의 없다.

❹ 고기 단백질

사실 가장 추천하고 싶은 식욕억제 음식이다. 다이어트를 한다면 대부분 육류를 꺼리고 야채만 먹으려 하지만, 야채를 더 많이 먹을수록 식욕은 상승할 수도 있다. 사람의 혀는 다섯 가지의 맛을 감지한다. 단맛, 쓴맛, 짠맛, 신맛, 그리고 감칠맛. 이 감칠맛은 해산물이나 육류 살코기의 단백질의 풍미를 의미하기에 다른 식물성 음식의 그 어떤 맛으로도 대체하기 힘들다. 설탕 대신 달콤한 과일, 쓴맛이 있는 야채류, 신맛의 식초, 짠맛의 소금은 다이어트 기간 중에도 즐길 수 있다. 하지만, 고기의 풍미 정도가 아니라면 감칠맛은 도저히 즐길 기회가 없다. 고기를 더하여 혀의 5가지 맛을 만족시키면 행복은 배가 된다. 단, 반드시 설탕과 기름으로 조리한 양념육은 피하고 생고기로 풍부한 육즙을 느끼며 먹도록 한다.

❺ 버섯과 미역

식탁 위 버섯과 해조류의 증가는 다이어트를 하지 않아도 자연스레 체중을 조절해 준다고 한다. 이는 버섯과 해조류의 포만감 때문이다. 더구나 일반적인 다이어트 음식에 비해 열량은 상당히 낮으면서 영양가치가 뛰어나며 면역력 향상에도 큰 도움이 된다. 더구나 미역은 갑상선기능을 정상화시켜주는 요오드의 주된 재료이다. 요오드는 신진대사를 높여주는 인체의 필수 미네랄이다.

❻ 녹차의 테아닌(theanine)

녹차에 든 아미노산 성분이다. 녹차에는 카테킨이라는 씁쓸한 맛 이외에도 목을 넘길 즈음 끝 맛의 부드러움을 느낄 수 있다. 이는 바로 녹차의 아미노산 테아닌 때문이다. 테아닌은 스트레스호르몬의 과잉분비를 막아주어 스트레스로 인하여 뇌의 즐거움을 먹는 것으로 보상하려는 식욕상승을 막아줄 수 있다. 아침의 커피 이후, 차를 마셔야 한다면 엷게 우려낸 녹차를 선택하는 것이 여러분의 식욕조절에 큰 도움을 줄 것이다.

❼ 찬물

물은 신진대사를 높여주는 대표적인 음식이다. 또한 포만감을 더해주고 공복감을 달래는 데에도 최고인 제로 칼로리 음식이다. 물이 부족하면 신진대사가 떨어지고, 몸 속 노폐물이 효율적으로 제거되지 못하며 신체를 유지시키는 전해질의 이상상태가 되어 위험성에 노출될 수도 있다. 다양한 실험 결과, 0.5L의 물 섭취는 약 1시간 반 동안 신진대사를

26~30%까지 증가시킨다고 한다. 실제로 매일 2L의 물을 마시는 사람은 하루당 총 칼로리 소비를 96kcal까지 추가적으로 소비할 수 있다고 한다. 특히 찬물은 다이어트에 더욱 효과적이다. 차가운 온도의 물을 체온에 맞추어 열을 발생시키기 위해 몸이 추가적인 에너지를 사용하기 때문에 상대적으로 다이어트에 도움을 줄 수 있다.

❽ 해산물

해산물의 강점은 단백질이다. 칼로리를 비교해 보면 해산물 100g에 해당되는 칼로리 중 70%가 단백질에서 기인하는 음식들이 대부분이다. 그만큼 단백질의 함유량이 많고 지방은 절대적으로 적다는 뜻이다. 해산물에는 생선보다 더 높은 단백질 함량의 효도음식들이 많으니 적극적으로 활용하길 바란다.

❾ 파프리카

고추의 캡사이신(capsaicin, 고추의 매운맛 성분)은 열 생산 촉진으로 신진대사를 높여주는 성분으로 정평이 나 있다. 하지만, 고추는 매운 맛이 강하기 때문에 다량을 섭취할 수 없고 위에도 부담을 준다. 파프리카는 고추보다 매운 맛은 없으면서 캡사이신이 풍부하다. 또한 단맛은 강하고 다량을 섭취해도 위에 부담이 없다.

1등급 다이어트 1개월 실천법 ⑩

세상엔 분명 폭식해도 좋은 음식이 있다

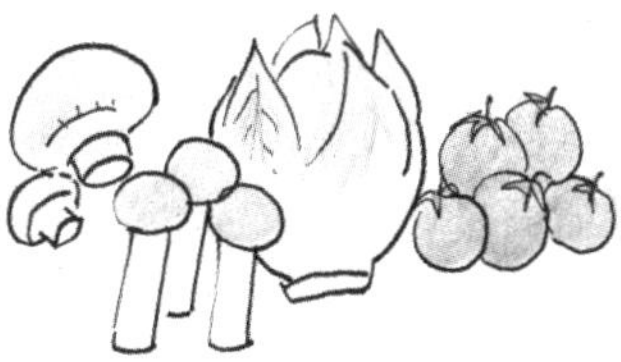

폭식? 다이어트를 하는 사람들에게 있어서 폭식이라는 단어는 상상하기조차 힘든 단어일 것이다. 하지만, 한창 다이어트로 고생하고 있는 나에게 "너 이것만은 폭식해도 좋다."라고 알려준다면 얼마나 행복하고 좋을까. 시험을 앞두고 애쓰고 있는 학생들에게 너 못 해도 서울에 있는 대학은 꼭 갈 수 있도록 내가 보장한다는 믿기 어려운 혜택을 부여받는 느낌일 것이다. 그런 여러분의 니즈를 정확히 알고 조언 할 수 있는 누군가가 있다면 당장 멘토로 삼아도 좋지 않을까?

이 책에서는 검증된 이론을 교과서처럼 떠들고 싶지는 않다. 검증된 이론은 전략이 될 수 있지만, 그 전략을 활용할 수 있도록 만드는 전술은 지혜가 필요하다. 특히 멍 때리며 이틀만 보내도 도태 당하는 각박한 한국 사회에서는 전략만을 떠들기보다는 '그래서 내가 뭘 어떻게 하라는 건데?' 하는 실천 가능한 전술을 가이드해 줄 사람이 필요한 것이다. 그래서 1등급 다이어트에서는 지혜로운 다이어트 팁으로 전술을 만들어 제안한다. 이를 따르는 많은 사람들이 1등급 만들기에 힘들지 않게 성공해왔다.

폭식이라는 단어, 결코 해서는 안 되는 말들이기 때문에 더욱 절실하게 누리고픈 단어일 수도 있다. 하지만, 분명 이런 금기 시 되어야 할 폭식이라는 단어가 허용될 수 있는 음식들이 있다. 실제로 필자는 이들을 가끔씩 즐기고 있고, 이를 통해 먹는 즐거움도 누리고 있다. 그 때문에 다이어트를 하고 난 이후에도 이렇게 1등급 몸을 20년 이상 유지해 왔을 것이다.

❶ 세상에 널려있는 모든 종류의 버섯

버섯이 다이어트에 아주 효과적인 이유는 고영양 저칼로리라는 장점 때문이다. 대부분 칼로리가 낮으면 그만큼 영양의 가치가 떨어질 거라 생각할 수 있으나 결코 그렇지 않다. 버섯의 종류는 표고버섯부터 새송이버섯, 느타리, 양송이, 팽이버섯, 능이버섯 등 다양하지만, 이러한 식용버섯의 열량은 대부분 100g당 25~30 kcal이다. 100g이면 커다란 새송이버섯 한 송이 정도의 크기, 흔히 접할 수 있는 팽이버섯 한 봉지 정도에 해당된다.

버섯에서 주목해야 할 성분은 베타글루칸(beta-glucan)이다. 베타글루칸은 세포의 면역기능을 활성화시켜주고 암세포의 증식을 억제하며 혈당 및 혈중 콜레스테롤의 감소 및 지질대사 개선의 효과까지 있다. 건강과 다이어트를 위한 1등급 음식임에 틀림없다.

❷ 무, 양파, 아스파라거스, 콩나물, 양배추, 깻잎, 부추, 고추

이들은 모두 야채다, 특징이 있다면 요리에 활용하여 맛과 영양을 듬뿍 올릴 수 있는 식재료들이다. 섬유소가 풍부하고 당이 적은 야채류로 감자, 고구마, 연근, 옥수수, 토란과는 비교된다. 각종 요리에 이들을 첨가하면 조미료와 비교할 수 없는 깊은 맛이 난다. 양파는 설탕 대용이며, 무는 된장찌개나 청국장찌개에 감자 대신 사용한다. 깻잎은 생야채 쌈으로도 먹지만, 버섯을 볶을 때 양파와 함께 넣으면 맛의 조화가 환상이다. 참고로 필자는 각종 된장찌개를 끓일 때 무와 양파, 표고버섯, 느타리버섯, 팽이버섯, 콩나물을 충분히 넣어 끓인다. 감자나 호박 대비 당과 열량이 적으니 많이 먹어도 포만감은 크되 부담은 없다. 씹다보면 야채의 깊은 맛도 느껴진다. 이러한 식재료들을 해산물 볶음이나 닭고기 두유 스튜, 해산물 카레에 활용하기도 한다. 적당량의 해산물과 양파, 양배추, 각종 버섯, 깻잎, 부추를 넣으면 가공첨가물로 맵고 짜고 달기만 했던 떡볶이, 닭볶음탕과는 비교할 수 없는 하나의 고급 요리로 탄생한다. 충분히 먹어라. 참아야만 하는 다이어트 시기, 이러한 폭식 레시피는 입가의 미소를 절로 만들어 줄 것이다.

❸ 케일, 샐러리, 오이, 파프리카, 양상추, 콜라비 및 푸른잎채소들

이들은 데치거나 익히지 않고도 먹을 수 있는 신선야채 재료들이다. 다이어트 한다고 손바닥만 한 작은 접시에 샐러드 한 끼를 먹었다가는 잠을 잘 칼로리도 부족하여 숙면이 안 된다. 다이어트 기간 동안에는 과잉된 식욕을 잠재우면서 배고픔을 이기는 연습도 중요하지만, 뱃가죽이 뒤틀릴 만큼의 배고픔을 온종일 참아내며 다이어트 하는 것이 가장 위험한 일이다. 따라서 이러한 신선한 야채들은 샐러드 감으로 A4 용지 넓이의 접시에 넘치도록 담아 먹도록 한다. 다양한 종류의 단백질 음식 100g 정도에 넘칠만한 샐러드용 채소들을 가득 담아 섭취하길 바란다.

❹ 세상에 판매되는 모든 토마토

토마토는 맘껏 먹어도 좋다. 토마토의 당은 망고나 포도를 따를 수 없다. 다만 갈아먹지 말고 씹어서 먹거나, 야채와 함께 볶아 먹거나, 샐러드에 곁들여 영양가를 더하며 섭취하라. 여성들의 생명이 존재하는 한, 아름다움을 잃고 싶지 않다면 토마토만은 오늘부터 가장 친한 벗으로 항상 함께 하기를 권한다. 먹어야만 하는 숙제이다.

마늘과 김치, 과일을 뺀 이유

마늘과 김치는 좋은 음식이다. 마늘의 알리신 또한 면역증강에 특별한 효능이 있고 김치의 발효성분은 세계적으로 인정받은 지 오래다. 하지만 함께 공감할 수 있는 경험이 있을 것이다. 마늘이 많이 첨가된 음식이나 김치나 겉절이 등의 자극적인 음식을 먹으면 꼭 참아내기 힘든 후식 식욕자극을 유발한다. 대부분의 사람들이 매운 음식을 먹은 후엔 유지방이 들어있는 우유나 아이스크림으로 쓰린 속을 달랜다. 이런 이유로 마늘과 김치는 마음껏 먹어도 되는 음식에서 제외한다. 그리고 과일은 비타민, 섬유질이 풍부한 건강 음식이지만 당이 많다. 더구나 한국의 과일은 대부분 당이 높은 편이다. 먹을수록 식욕을 당기고 열심히 다이어트 중인데 살은 안 빠지는 좌절의 결과를 줄 수도 있다.

1등급을 만들기 위해서는 치밀해야 한다. ❶ ❷ ❸ ❹군에 해당되는 멋진 폭식허용 음식들과 함께 좀 더 다양한 다이어트 레시피를 행복하게 즐기기 바란다.

1등급 다이어트 1개월 실천법 ⑪

가장 편한 공간에서 가장 불편한 옷을 입어라

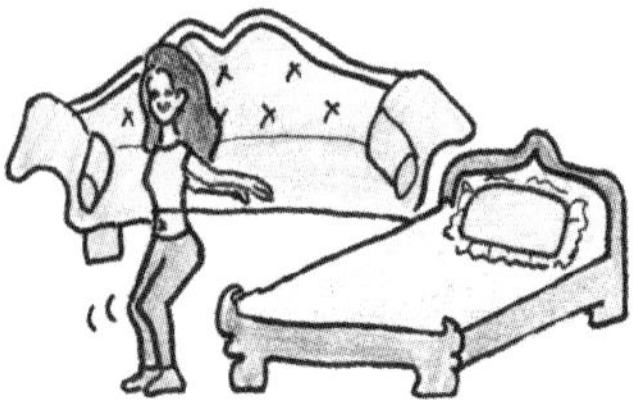

사람은 가장 편할 때 가장 게을러진다. 오히려 출근을 하고 바짝 긴장된 상태에서 정장을 입고 일을 할 때에는 비록 식욕이 폭발하는 생리 전이라도 많은 음식이 들어가지 않는다. 바로 앞에 무서운 직장 상사가 날 주시하고 있고, 무서운 시어머님과 겸상을 하는 상황에는 진수성찬이 차려져도 음식의 맛을 못 느끼고 그저 기계적인 식사만 하게 된다. 그러나 막상 긴장이 풀어지는 퇴근 이후나 일과를 마친 저녁에는 허접한 간식마저 탐하며 침대에 쓰러지기 일쑤다.

필자도 크게 두 가지 경험을 통해서 살찔 수 있는 상황을 잘 극복해 내었다. 첫 번째는 출산 후의 경험이다. 늦은 나이에 아이를 낳으면서 산후조리원이 생기기 시작하던 즈음, 개업하는 프랜차이즈 산후조리원의 첫 고객이 되었다. 당시 이웃에 거주하던 산부인과 선생님께서 출산 축하를 위해 방문해 주셨다. 다른 어르신들과는 달리, 뜨끈뜨끈한 방에 몸을 달구듯 고정자세로 누워있던 나에게 그릴 위에 눕혀진 군고구마처럼 있다가는 피부도 더 늘어지고 살이 찐다며, 조리원 가운 대신 호흡하기 편한 면바지나 청바지를 입고 복대를 해서 몸의 긴장을 늦추지 말라고 조언하셨다. 솔직히 말하면 우리 아들을 보고 "잘 생겼다", "이목구비가 뚜렷하다", "머리가 나보다 작으니 성공했다"하는 칭찬들은 그저 들어서 좋은 말들이었고, 선생님의 그 조언은 내가 그 날부터 바로 실천해야 할 절실함이었다. 나는 곧바로 친정어머니에게 옷장에 있는 바지 하나와 힙업 거들을 가져다 줄 것을 요청했고, 그날부터 열심히 착용을 했다.

두 번째 경험은 트레이닝 복 사건이다. 스포츠웨어 디자인 회사에 근무하는 한 후배로부터 "이번에 선배님 같은 에지(edge) 있는 몸매에 어울리는 추리닝을 출시했는데 꼭 선물을 드리고 싶어요."라며 정성 어린 선물을 받은 적이 있다. 원래 처진 엉덩이가 여실히 드러나는 추리닝 패션을 선호하지 않던 나였지만, 곱디고운 색상에 마음이 끌려 퇴근 후 그 후배를 만나는 모임에 선물 받은 추리닝을 입고 나가게 되었다. 직장에서 입었던 옷을 벗어던지고 추리닝을 입자니 힐도 가방도 모든 패션이 어울리지 않았다. 스포츠 모자에 운동화로 코디를 했더니 후배들의 립서비스는 폭발적이었다. "우와, 선배님, 정말 젊어 보여요."

여러분은 이해할지 모르지만, 35세 이전의 여자들은 예쁘다는 칭찬에 약하고 35세 이후의 여자들은 정색을 하며 너무 젊은 것 아니냐는 칭찬을 들으면 가장 약해진다. 가뜩이나 늘어가는 눈가 주름에 나이듦을 속상해하던 시기인지라, 그 이후로 마르고 닳도록 저녁 모임이 있으면 부지런히 추리닝을 입었다.

그러던 어느 날, 추리닝을 입고 나갈 수 없는 스터디 모임이 있어 며칠 전까지 즐겨입던 스키니 핏의 청바지를 다시 입게 되었다. 순간, 충격적인 경험을 하였다. 바지의 허벅지가 끼기 시작했고 넉넉하게 채워졌던 바지의 단추가 침대에 한 번 누워서야 잠기는 상황이 된 것이다.

다음 날 아침 일주일 만에 체중을 재어본 순간, 돌아가는 눈금은 충격 그 자체였다. 1.3kg이 늘어 있었다. 생리 전도 아니고, 변비가 있었던 것도 아니고, 항생제나 소염제를 복용하여 몸이 부은 것도 아니었다.

기분이 상해 가만히 책상에 앉아 그간의 생활을 되짚어 보는 순간 나의 달라진 환경, 바로 선물로 받은 추리닝을 발견하였다. 마치 같은 물고기라도 어항의 사이즈만큼 물고기가 성장하듯, 헐렁한 옷의 큰 부피와 추리닝소재의 탄력만큼 지방도 불어난 것이다. 나는 덜 먹었다고 생각했지만, 옷이 편히 받쳐주니 포만감으로 불편했을만한 팽배해진 위도 감지하지 못했다. 결국 젊음을 칭찬받게 했던 추리닝은 내 지방을 끌어당기는 주원인이었음을 알게 되었다.

그 이후 나는 집에서도 쫄티를 입고 청바지를 입는다. 오히려 평소 입고 다니기 불편한 민망한 옷을 입기도 한다. 가끔 "옷이 좀 조이네."라는 말을 하는 아들에게 불같이 화를 낼 위기를 다스리기는 하지만 가장 편한 순간 우리는 가장 살이 찐다는 것을 잘 알고 있다. 눈앞에 펼쳐진 식탐의 위기를 잡을 수 있는 장치는 이성적으로 학습한 단백질 먹기, 칼로리 계산하기보다 불편한 옷차림일 수 있음을 반드시 명심하고 실천하기를 바란다.

1등급 다이어트
1개월
실천법 ⑫

구내식당 다이어트 백서

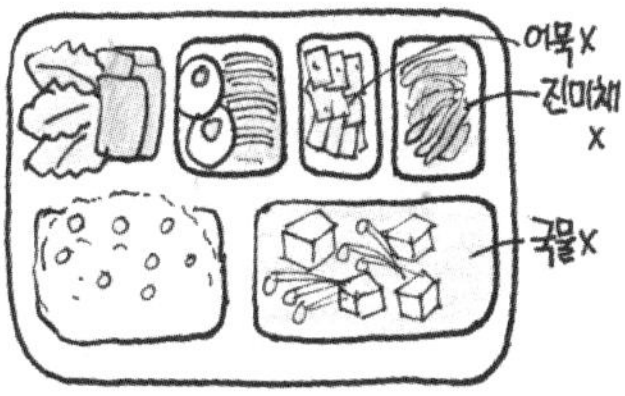

직장인들이 이런 질문을 하곤 한다. "선생님, 전 살 빼려고 군것질을 끊었고요. 시간이 없어 삼시세끼 모두 회사 밥만 먹고 있는데 처음 한 달은 체중이 2kg 정도 빠지더라고요. 그런데 그 후로는 체중이 전혀 줄지 않아요. 나름대로 간식도 끊고 밥만 먹는 건데 좀 억울하기도 해서 한 끼는 다이어트 생식으로 대체해 볼까 해요."

아마 여러분이 다이어트를 하면서 한 시절 겪어본 과정일 수도 있다. 구내식당의 장점은 이것이다. 전문영양사를 채용하여 탄수화물, 단백질, 지방의 3대 영양소의 균형을 맞추어 공급한다. 함정이 있다면 그저 건강한 성인이 하루를 살아가는 데 필요한 열량을 3가지 영양소의 비율을 나누어 조합한 구성이다. 아무나 하지 못하는 일이지만 당신이 생각하는 그 단백질이 실제로는 탄수화물이 더 많은 음식일 수도 있고, 당신이 생각하는 그 탄수화물이 지방이 더 많은 음식일 수도 있다. 또 한 가지, 음식의 본 재료로 영양의 균형을 따진다는 것이다.

예를 들어 버섯나물과 버섯튀김은 조리법에 따라 영양의 구성이 달라진다. 삼치조림과 삼치튀김도 달라질 것이다. 멸치된장국의 멸치와 멸치조림의 멸치도 이미 다른 옷을 입고 있다.

구내식당의 급식체계에서는 식재료의 영양소 외에 어떻게 무엇을 더하여 어떤 방식으로 조리하였느냐 등이 빠져있다. 삼치조림, 삼치회, 삼치튀김을 다 동일하게 그저 '삼치'로 보는 경우가 많다.

하지만, 여러분들은 이 상황을 비난해서는 안 된다. 단백질을 식단에 넣어야 하는데 대량으로 생선을 구워 일정시간 동안 미리 보관해 둘 수는 없다. 생선이 식는 동안 부드러운 식감이 사라지고 비린내가 날 수도 있다. 우리가 집에서 따끈따끈하게 그릴에 막 구워져 나오는 생선을 대량급식 체계에서는 먹을 수가 없다.

두부는 어떠한가? 따끈하게 데친 두부를 맛보기에는 두부의 부드러운 형체가 쉽게 흐트러진다. 결국 커다란 팬에 기름을 두르고 튀기듯 부쳐내면 집게로 쉽게 집을 수 있고 바삭한 두부의 맛도 즐길 수 있다. 건강한 두부의 식물성 단백질도 챙기니 별 3개 붙은 식당에서 먹는 듯 영양을 고려한 식단이 될 수도 있는 것이다. 그러니 우리가 먹는 구내식당의 급식은 나름대로 최선을 다하고 있다는 것을 알아야 한다. 그렇더라도 주는 대로 다 먹게 되면 살이 찔 수도 있음을 또 명심해야 한다.

그러면 어떻게 먹어야 할까? 분명 그 안에서도 지략을 발휘하여 먹을 수 있는 음식이 있다. 여러분의 급식표는 보통 월요일이나 전 주 금요일에 정해져 인터넷이나 구내식당 게시판에 붙여진다. 사진을 찍어라. 거기서 당신이 먹어야 할 첫 번째 타자 1등급에 해당되는 구성들을 동그라미 쳐라. 그리고 각종 현미밥, 잡곡밥 등의 밥은 점심시간에는 꼭 섭취하기를 권장한다. 동그라미 쳐라. 반 공기를 먹어보고 4시 즈음 배가 고파 간식의 유혹에 빠지는 경험을 했다면 다음날부터는 배고픔 방지를 위해 2/3공기를 먹어라.

당신이 먹어야 할 분량은 동그라미들이다. 그럼 무엇을 안 먹어야 하나? 빨간 펜으로 'X질'을 할 차례이다. 우리가 앞서 배운 X등급의 음식들이 있다. 요약하자면 설탕, 트랜스지방, 밀가루가 포함된 음식들이다. 3개가 동시에 들어간 것은 군살 폭탄이며 그 중 하나라도 포함된 것은 모두 X질을 하라. 이것들은 절대 먹지 않는다. 그럼 아무 표시도 되어있지 않은 것들은 무엇일까? 바로 2, 3등급에 해당하는 음식들이다. 일단 그들은 그저 깨작깨작 먹어라.

그럼, 1등급 다이어트를 위한 급식의 구성을 하나하나 따져보기로 한다.

❶ 국

식판에 국은 국물보다는 건더기 위주로 뜬다. 국물은 끓이면서 건더기에 함유된 염분, 지방이 우러나와, 고열량, 고염분 음식이다. 곰탕이나 육수처럼 열량이 걱정되는 국이 아닌, 배추, 시래기, 콩나물국 같은 야채국의 경우에는 건더기를 충분히 떠서 섬유소를 보강하도록 한다.

특히, 탕류(설렁탕, 도가니탕, 갈비탕)는 상당한 고열량이다. 과음한 다음 날, 바람이 불고 추위가 시작되면 어김없이 이러한 국에 밥을 말아 숟가락질 하는 것이 배 나온 중년 남성의 표본이다.

❷ 밥

현미, 잡곡, 백미 선택이 가능한 경우, 현미를 우선적으로 선택하고 불가피하게 백미만 비치된 경우 밥의 양을 좀 더 줄이고 그만큼 나물과 생야채와 같은 섬유소를 보강하여 먹어야 한다. 무작정 밥의 양만 줄이고 덜 먹으면 4시쯤 엄청난 배고픔으로 가공식품에 손을 뻗는다. 점심 이후 잦은 간식이 유발되지 않는 포만감을 위해 철저히 노력하라.

❸ 단백질 반찬

급식의 단백질 음식은 생선구이는 생선튀김으로, 생두부는 두부부침으로, 계란찜은 계란말이로, 닭고기는 닭강정으로, 육류는 양념육으로 제공된다. 이는 건강을 고려하지 않기 때문에 이렇게 조리하는 것이 아닌, 단체급식의 음식보관상의 문제와 미리 만들어진 반찬을 섭취할 때의 식감을 고려하여 만들어지기 때문이다. 따라서 불가피하게 양념(기름과 설탕)을 과잉 추가하게 되니 양념이 덜 배인 살코기 위주로 먹고 가급적 튀김옷을 벗기고 속살만 먹거나 가능하다면 과한 양념은 살짝 국물에 씻어서 섭취하도록 한다.

❹ 탄수화물 반찬

감자, 고구마 등 전분성 야채를 말한다. 감자는 비타민 C, 칼륨 등의 영양가는 풍부하나 쉽게 혈당을 올리기 때문에 밥과 함께 반찬으로 섭취 시 혈당상승을 더 부추기게 되어 지방으로 쉽게 쌓이게 된다. 더구나 감자를 물엿, 간장, 기름에 조린 알감자조림, 고구마를 기름에 튀긴 후 물엿, 간장, 기름에 다시 조리한 고구마 맛탕은 반드시 배제하고 먹는다.

❺ 나물, 야채 반찬

도라지, 고사리 등의 볶은 나물보다는 시금치, 숙주 등의 생채와 숙채가 더 좋다. 물론 양념 없이 데쳐낸 양배추와 브로콜리가 나오면 열심히 먹도록 한다. 나물, 야채반찬은 섬유소와 비타민의 구색을 위해 반드시 식단에 올린다.

❻ 후식

대부분의 후식은 설탕이나 액상과당이 든 음료들이다. 모든 음료는 액체사탕임을 명심해야 한다. 당신의 후식이 이성적으로 섭취한 점심들을 모조리 빠른 속도로 지방 세포 안으로 밀어 넣을 수도 있다. 공짜로 나누어 주더라도 과감히 사양하고 소량의 녹차 티나 최소한의 아메리카노만 예의상 섭취하도록 한다.

등급 음식표

1등급(건강에 좋고, 배부를 때까지 먹어도 됨)	2등급(건강에는 좋으나, 정해진 양만 먹어야 함)
육류(생고기) 소고기 돼지고기 닭고기(껍질 제거) 생선 및 해산물 생선(연어, 참치, 복어, 삼치, 고등어, 대구, 생태 등) 생선회 오징어, 문어, 낙지 조개, 소라, 전복, 관자 새우, 게, 랍스터 김, 미역 참치, 연어 통조림 계란 야채(채소) 버섯류, 양파 마늘, 오이, 고추 양배추, 양상추, 아스파라거스 브로콜리, 콜리플라워, 콜라비, 파프리카, 시금치, 토마토	곡류 잡곡, 현미 콩류 콩, 두부, 된장, 청국장 과일(종이컵 한 컵) 자몽, 키위, 딸기, 블루베리, 블랙베리, 오렌지, 체리, 바나나, 사과 유제품 흰 우유, 무첨가두유(200ML) 플레인요거트(100ML) 천연치즈(20g), 천연버터(5g) 견과류(한 주먹) 호두, 아몬드, 잣, 땅콩, 캐슈넛 좋은 기름(1 Ts) 올리브 오일, 코코넛 오일, 들기름, 아마씨유 소금 커피, 차 자일리톨, 에리스리톨(Erythritol) 설탕이 없는 소스

3등급(다이어트할 때는 먹으면 안 됨)	X등급(건강에 안 좋고 살만 찌는, 중독성 음식)
흰쌀 흰밥, 떡, 죽 전분성 음식 감자, 고구마, 옥수수, 단호박 가공식품 소시지, 베이컨 햄 냉동음식 다크초콜릿 알코올	밀가루로 만든 음식 빵, 케이크, 롤, 식빵 과자, 쿠키, 시리얼 파스타, 피자 라면, 냉면, 국수, 우동, 자장면 만두피, 부침개 / 전 밀가루 입혀 튀긴 것(치킨, 튀김) 설탕이 들어있는 음식 액상과당, 정백당, 아이스크림, 밀크초콜릿, 사탕 달콤한 디저트, 과일통조림 탄산음료, 과일주스, 믹스커피 잼, 양념된 고기 설탕이 든 소스, 액상과당이 든 드레싱 트랜스지방 및 가열된 기름(지방) 삼겹살, 우삼겹, 차돌박이, 튀김류

※ 액상과당(High Fructose Corn Syrup): 단맛을 높이기 위해 설탕보다 과당의 비율이 높게 만들어낸 액상의 당류를 말한다. 식품 라벨에는 옥수수시럽, 콘시럽, 고과당으로 표기되기도 한다. 식품가공업체에서는 단맛을 올리고 제품 단가를 줄이기 위해 사탕수수보다 원료가 낮은 옥수수를 이용한다. 옥수수시럽은 포도당과 맥아당으로만 구성되어 있어 단맛이 떨어진다. 때문에 포도당에 효소처리를 하여 일부 과당으로 전환시키고, 설탕(과당비율 50%)보다 더 달도록 55% 과당으로 조절한 액상과당을 만든다. 미국에서는 실제로 90%까지 높인 과당을 사용하기도 한다. HFCS 55, HFCS 90 표기 뒤의 숫자는 그 과당의 비율을 의미한다.

좋아했던 그 밀가루, 어떻게 대체할까?

여기서는 밀가루를 대신할 수 있는 대체식이를 간단히 제안해 본다. 일부는 최근 논문들의 밀가루 대체 관련 연구들을 통합하여 한국에서 쉽게 실천할 수 있는 레시피로 활용해 보았고, 일부는 경험을 통해 창출한 필자의 아이디어이다.

❶ 에그 샌드위치

밀가루를 대신하기 위하여 두툼한 계란부침을 사용한다. 사각 팬이나 양면 팬을 이용하면 낭비되는 식재료 없이 깔끔하게 만들 수 있다. 체중 감소와 다이어트를 고려한다면 기름 없이 만들거나 코코넛오일을 계란을 풀어낼 때 살짝 넣어 휘저은 후 팬 위에서 약한 불로 서서히 익혀 사각의 틀을 완성한다. 그 계란부침을 샌드위치 빵처럼 놓고 그 위에 로메인(고대 로마의 상추)을 겹겹이 3~4장 겹치도록 한다.

그 후 베이컨 대신 아질산나트륨이 없는 하몽, 또는 불고기감으로 사용하는 얇게 썰어 판매되는 우둔살을 설탕 없이 소량의 간장만 작은 한 숟가락 넣은 후 버무려 살짝 구워준 후 차돌박이처럼 쌓고 슬라이스 된 양파와 얇게 썬 토마토를 배합한다. 밀착을 위한 드레싱이 없어도 양파의 식감과 고기, 토마토, 로메인의 천연재료의 식감으로 훌륭한 샌드위치를 즐길 수 있다.

❷ 피자

피자에서 문제가 되는 부분은 밀가루 도우이다. 도우를 만들기 위해 밀가루를 대신할 수 있는 대안에는 두 가지가 있다. 첫째, 동그란 팬을 이용하여 계란부침을 활용하는 방법. 둘째, 브로콜리를 갈아내어 계란과 약간의 소금을 넣어 반죽한 후 이를 오븐에 구워내면 얇고 동그란 틀의 빵 형태의 도우를 만들 수 있다. 이렇게 만든 도우 위에 건강하고 맛좋은 1등급 식재료를 마음껏 토핑 한다.

이때 치즈는 건강을 위해 천연치즈를 사용하도록 하며 천연치즈라 할지라도 과다 사용하면 열량이 크게 높아지니 주의하도록 한다. 이때 열량을 낮추려 지방의 함량이 낮은 코티지치즈를 사용할 경우 피자의 대체식이의 만족감은 크게 떨어진다. 천연 모짜렐라 치즈를 사용하거나 약간 살짝 지방이 덜한 천연 에멘탈 치즈를 아주 얇게 저미듯 썰어 소량 골고루 펼쳐주면 된다. 양 조절이 어렵다고 느끼면 편의점에서 쉽게 구할 수 있는 스트링치즈 한 개를 아주 여러 번 찢고 가위로 저미 듯 잘라 골고루 펼쳐주면 된다.

❸ 파스타

파스타 면 대신 곤약 면을 사용한다. 곤약 면은 영양가는 낮지만, 면의 쫄깃한 식감은 유지하고 열량 걱정 없이 사용할 수 있으니 파스타의 식재료로 사용하기엔 아주 좋다. 곤약 면은 가급적 파스타면과 비슷한

넓적하거나 두꺼운 면을 사용한다. 마늘과 양파를 기름 없이 약한 불에 타지 않도록 볶아낸 후, 오징어, 새우, 관자, 그리고 물을 한 컵 넣어 조리 듯 서서히 볶는다. 이 때 건강과 다이어트를 고려한다면 코코넛오일과 올리브유를 소량 사용하거나 아예 올리브과육을 사용해도 좋다.

만일 까르보나라 파스타와 같은 크림소스의 식감을 원한다면 무첨가 두유나 저지방우유와 같은 양의 물을 부어 걸쭉하게 끓여 소스를 만들어낸다. 해산물이 싫다면 닭가슴살과 양송이, 브로콜리를 넣어도 아주 맛이 좋다. 대신 닭가슴살을 사용하는 경우에는 해산물의 염분이 없기 때문에 소량 소금을 사용해야 한다. 위에 파슬리 또는 바질 가루를 소량 뿌려주면 맛좋은 파스타를 즐길 수 있다.

❹ 과자

과자의 맛은 짭짤함과 달콤함으로 대표할 수 있다. 예를 들어 새우깡은, 새우가 들어있지 않고 밀가루와 새우 맛이 나는 시즈닝(향미를 증진하는 양념)과 설탕, 소금을 넣어 팜유, 쇼트닝과 함께 튀겨낸 유탕처리식품이다. 새우깡의 단점을 지적하자면 방부제는 물론이며, 정제된 밀가루와 설탕, 또 튀겨낼 때 사용되는 쇼트닝*, 팜유* 이다.

새우깡을 대용할 수 있는 최대의 간식은 바로 새우 그 자체이다. 시중마트에 가면 꽃새우나 마른 멸치를 볼 수 있다. 가격이 천차만별이나 비교적 좋은 품질의 건조 새우와 멸치를 구입하여 두고 필요 시 한 주먹씩 전자레인지에 1분만 가열하여 섭취하면 아주 맛좋고 바삭바삭한 리얼 새우와 멸치과자를 먹을 수 있다. 이런 새우과자를 먹은 아이들은 입맛에 정직해지고 새우깡의 인공적인 맛에 반감을 느끼게 된다. 또한 달콤한 과자를 원할 때에는 차선책으로 고구마칩이나 사과칩, 호박칩으로 대신한다.

진정으로 샌드위치가 먹고 싶고 피자가 먹고 싶다면 어떻게든 즐길 수 있는 해결책을 찾아나서야 한다. 이를 대체할 수 있는 맛좋고 영양 높은 레시피를 귀찮게 여긴다면 그것은 정말로 그 음식을 좋아하는 것이 아닌, 못 먹으니 반항하는 심리일 뿐이다. 내가 좋아하는 음식이 있다면 최대한 살찌지 않도록, 최대한 중독성분에 몸을 희생당하지 않도록, 맛있고 건강한 음식을 즐기는 노력이 필요하다. 분명 여러분의 삶에 행복한 활력이 될 것이다.

* 쇼트닝 : 과자나 빵을 만드는 데에 많이 사용되는 가공된 기름으로서 수소를 첨가하여 반고체 상태로 만든 대표적인 트랜스지방

* 팜 유 : 야자에서 추출한 식물성 기름이었으나 상온 반고체 상태로 유지하여 식품에 사용한다. 최근 가공식품의 오랜 유통기한을 고려하여 순수한 팜유에 수소화처리를 통해 트랜스지방을 만들기도 함

누구를 위한 2개월인가?

- 평균체중에 도달했지만, 원하는 옷을 마음껏 입을 수 없는 사람
- 항상 살이 찔지도 모른다는 긴장감을 갖고 식사하는 사람
- 나이를 먹어도 젊은 스타일을 소화하고 싶은 사람
- 청바지에 티셔츠 하나만 걸쳐도 멋스러운 몸을 만들고 싶은 사람
- 명품 옷을 갖기보다 명품 몸을 갖고 싶은 사람
- 생리 전후로 체중의 격차가 2kg 이상 되는 사람
- 자신이 물만 먹어도 살찌는 사람이라 생각하는 사람
- 커플 모임 때 자신이 초라해 보일까봐 스트레스를 받는 사람
- 살도 빼고 나이도 젊어 보이고 싶은 사람
- 더 늙기 전에 스키니 진과 미니스커트에 도전해 보고 싶은 사람
- 평생 뚱뚱하다는 소리는 듣지 않았지만 그렇다고 날씬하다는 소리도 들어본 적이 없는 사람
- 1등급 몸으로 노후의 1등 자산을 만들고 싶은 부부

Part 3

1등급 다이어트 2개월

두 번째 목표: 1등급 체중 만들기

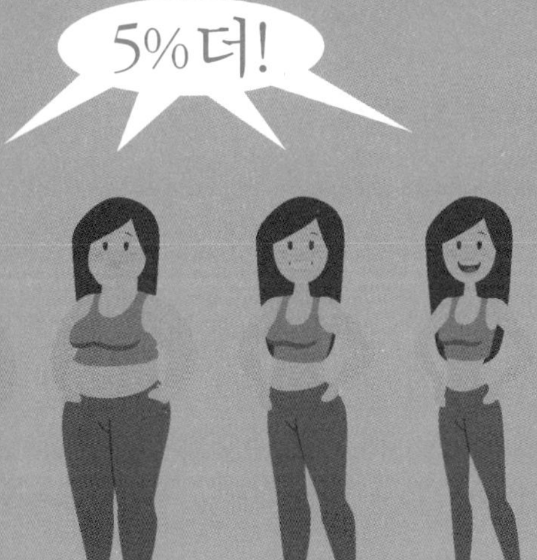

2개월

1등급 다이어트 2개월
두 번째 목표: 1등급 체중 만들기

2개월 실천은 또 하나의 새로운 시작이다. 1개월의 실천법이 열심히 공부해서 영어 수학 성적을 반 평균 정도로 올려둔 성과였다면, 이젠 조금 더 욕심을 내어 상위 4%에 도전해 보고 싶은 사람들을 위한 실천이다. 체중은 세트 포인트라는 이론을 이해해야 한다.

내 몸에는 내가 빼고자 하는 몸무게와, 내 몸이 인식하고 있는 몸무게, 두 가지 몸무게가 존재한다. 세트 포인트 원리란, 내가 아무리 55kg으로 체중을 빼기를 원해도 내 몸이 인식하고 있는 몸무게가 "야, 네 몸은 아직 55kg는 무리야, 네가 먹는 것, 움직이는 것, 생활하는 것, 스트레스 받는 것 다 포함해서 보니 아직 네 몸은 60kg를 유지하는 것이 더 나아."라고 세팅된 몸무게의 지점이 있다는 것이다. 따라서 체중감소란 나의 지속적인 실천이 내 몸에 익숙해질 때 바로 이런 내 몸이 인식하고 있는 몸무게와 내가 빼고자 하는 몸무게가 일치되면서 "그래, 나도 이젠

55kg가 편하다."하고 단계적으로 체중을 뺄 수 있는 것이다.

2개월 실천법에서 목표로 삼는 1등급 체중이란, 평균체중에서 약 5%의 체중을 더 빼는 것이다. 5% 더 빼고 싶은 마음에서 머무는 것이 아닌, 내 몸의 세트 포인트가 정확히 평균체중에서 5% 이상 더 감량되어 소위 탈락하지 않는 안정권에 돌입되는 것을 목표로 하는 것이다. 그러기에 잘못된 환경을 뒤엎고 12가지를 열심히 실천해 온 1개월에 비해 그 성과가 크지 않다고 생각할 수도 있다.

하지만, 1개월 실천법은 단순히 체중만 감소시킨 것이 아닌 1등급에 가까운 성능 좋은 몸을 만드는 것에도 중점을 두었다. 그러니 2개월 째 오히려 숙련된 말처럼 속력을 낼 수도 있다.

어떤 이는 이미 평균체중을 유지하고 있기에 2개월 첫 장부터 이 책을 시작할 수도 있다. 2개월 실천법 12가지는 다이어트에 대해 알만한 지식은 다 갖추었다고 자부하는 사람들이 잘못 판단할 수 있는 오류들을 짚고 있다. 또한 2개월 째 다이어트를 지속하면서 좀 더 사회성을 고려한 현실적인 방법들을 제시한다. 살빼기에 유리한 내 주변 구석구석의 이야기들을 에너지 섭취, 에너지 소비, 스트레스 조절 시스템이라는 3가지 영역을 기준삼아 좀 더 까칠하게 다루고 있다.

이 12가지 실천법들은 최근 3년간 연구되어진 철저한 연구논문을 바탕으로 한국인들이 실수해 온 실천 방법들을 재수정하며 곧바로 실천할 수 있는 새로운 지식을 넣어주기도 할 것이다.

상위 4% 1등급 몸이 되고자 하는 각오로 필자의 설득을 잘 읽어주고 있는 여러분께 미리 감사를 표한다.

나의 과일 마감시간은 AM 8:59

과일은 다이어트에서 단맛을 누릴 수 있는 유일한 행복이다. 비타민, 식이섬유는 물론 빨갛고 노란 자연의 색상이 시각적으로 주는 행복도 크다. 먹어야 한다. 그러나, 1등급 몸을 만드는 1등급 다이어트를 위해서는 무조건 좋다고 다 먹어서는 안 된다.

1등급 성적을 만들기 위해 공부를 해야 하는 학생이, 삶에 도움이 된다며 성공한 사업가의 말을 듣고 직원을 효율적으로 관리하는 법과 관리 시스템을 만드는 방법까지 지금 공부할 필요는 없다. 결국 세상살이에 다 필요한 것이고 미래에도 도움이 되겠지만, 학생으로서 공부해야 할 시기, 그 시기에 가장 필요한 것을 먼저 하는 것이 최우선이다. 이것을 놓치면 금세 2등급, 3등급으로 하락하고 결국 평균성적에 머물게 된다.

과일은 딱 그런 것이다. 건강에 좋은 것이지만 1등급 다이어트로 1등급 몸을 만들려면 약간의 절제와 섭취 시간, 종류, 양에 대한 제한이 필요한 음식이다. 왜 그럴까? 순수한 자연에서 생산된 음식이고 상식적으로 생각하면 농약의 위험성을 제외하고는 다들 과일이 좋다고들 하는데 왜 필자는 과일 속의 살찔 수 있는 가능성을 되짚고자 하는 것일까?

15년간 다이어트 상담을 하면서 수없이 겪어본 사례를 들어본다.

일단 뱃살은 좀 나왔고 나름 중년이 넘었어도 외모와 몸매에는 관심이 있는 여성이다. '오늘은 먹는 날이다.' 스스로에게 먹는 하루를 허용해 주는 '허용의 날' 이 되면 그 날은 아귀찜에 돼지갈비에 볶음밥에 소주 한두 병은 맘 편히 섭취한다. 내일부터 안 먹으면 되니까 하는 보상심리를 미리 이용한다. 그 후 많이 먹었다는 죄책감에 앞뒤 하루 이틀은 거의 단감을 깎아먹고 단백질 셰이크로 끼니를 대신한다.

아무리 노력해도 살이 안 빠진다고 상담을 위해 방문하면 필자는 이런 질문을 한다. "저녁은 어떻게 드시나요?" 질문이 떨어지기도 전에 하는 대답은 거의 모두 각본에 짜여 있는 듯이 똑같다. "거의 안 먹어요." 또 다시 질문한다. "아, 어머님, 거의 안 먹는다는 말씀을 하시는 것을 보니 아주 안 먹지는 않으신 거죠? 그럼, 어제 저녁엔 무엇을 드셨는지 기억해 주실 수 있으신가요?" "어제 거의 안 먹었는데. 아, 배고플까봐 단감 2개를 먹었구나. 그리고 밤에 출출해서 9시에 단감 한 개에 귤 서너 개를 까먹고 자기 전에 애들 들어 왔길래 과일 깎아주면서 배 몇 개 포도 한 송이 집어먹었지."

바로 이것이다. 아줌마가 되어가는 과정은 거의 비슷하다. 살이 쪄서 남들이 아줌마라고 호칭해도 내 자신은 아줌마가 되고 싶지는 않고, 밥심으로 살아가듯 나이 들수록 밥맛은 좋아지는데 그냥 편하게 밥 세끼 다 먹으면 진짜 살찐 아줌마가 될 것 같으니 과일을 '살빼기 위로음식'으로 벗 삼는 것이다. 그래서 대한민국 주부들은 한없는 과일 살들로 체중조절에 실패한다.

지방이 낀 고기살이 아니니까, 기름에 튀겨 먹는 치킨이 아니니까, 밀가루로 튀겨낸 과자, 빵이 아니니까 하는 생각을 하면서 '과일 = 다이어트'를 머릿속에 강하게 각인시키고 행동에 옮긴다. 이는 "건강한 음식은 몸에 좋으니까 살이 안 쪄요."라고 아무도 말해주지 않았는데도 혼자 머릿속에서 동일 시 하며 "건강하다면서요? 그런데 왜 살쪄요?"라는 질문과 똑같다. 대보름이 지나면 건강한 견과류 잔뜩 먹고 포동포동 뽀얀 살이 올라 방문하는 아주머니들과 마찬가지다.

그럼 도대체 왜 과일의 높은 영양 가치에도 불구하고 1등급 몸을 위해서는 까다로운 제한을 두는 것일까? 바로 우리가 그동안 과일을 건강음식으로 대표하며 만만하게 여겼던 과일 속의 포도당과 과당 때문이다.

과일은 감자와 고구마, 밤, 쌀밥과는 식감이 다를 것이다. 이러한 곡물류, 뿌리식물과 비교할 때 과일은 포도당이 덜 하다. 따라서 포도당만을 따져서 다이어트 음식을 구분 짓는 GI 레벨에서는 과일의 GI(혈당지수)가 그리 높지 않다. 그러나 과일에는 입에만 물어도 강하게 느껴지는 꿀맛 같은 과당이 있다. 원래 과당은 과일의 당과 일치하는 정의는 아니지만, 과일에서 느껴지는 단맛 대부분이 과당이기 때문에 과당으로 불리기 시작한 것이다.

일반적으로 탄수화물은 우리 몸에 흡수되면 소화효소에 의해 분해되어 대부분 포도당이나 과당과 같은 단당류로 분해된다. 이때 과일 속 포도당은 혈중 포도당인 혈당을 올려 인슐린을 분비시키고 인슐린은 간과 근육에 필요한 포도당을 글리코겐으로 저장한 후 남은 잉여의 포도당들을 모두 지방세포 안으로 저장시킨다. 따라서 과일은 상대적으로 곡류나 감자와 같은 뿌리식물에 비해 포도당이 적기 때문에 포도당을 반영한 GI 수치에서는 모두 상대적으로 낮은 수치를 유지하는 것이다.

딱 여기까지만 공부한 사람은 딱 여기까지 실천하고 멈춘다. 그래서 오히려 과일을 GI 수치에서도 부담이 없는 음식으로 판단하여 더 먹고 체중조절의 평균치에만 머무는 사람들도 흔하다. 하지만, 과일은 포도당 외에 과당을 놓쳐서는 안 된다.

과당은 포도당처럼 혈당을 올리지도 않고 혈당과 무관하니 인슐린 대사에 영향을 주지도 않는 당이다. 그렇지만, 과일 속 풍부한 과당은 인슐린 대사를 거치지 않고 아주 빠른 속도로 간으로 대사된다. 빠른 흡수만큼 에너지로 사용되지 않으면 바로 지방으로 축적될 수 있다. 그러니 평균을 넘어선 1등급 다이어트 3개월 프로그램에서는 GI 수치 외에도 과일 속 과당을 무시해서는 안 된다. 그렇다면 이러한 모든 과일의 특성을 고려하여 1등급 다이어트를 실천하기 위해서는 어떻게 먹어야 하는가?

과일은 반드시 아침 식사로만 먹어야 한다. 오후 출출할 때 과일을 먹는 것은 오히려 규칙적인 세 끼 식사시간의 질서를 무너뜨린다. 필자는 이를 딱 아침 8시 59분으로 잡는다. 9시 이후는 직장인에게는 업무, 학생들에게는 수업이 시작되는 시간이다. 아침 9시 이후로는 어떠한 과일도 먹지 않는 훈련이다. 특히 1등급 다이어트 1개월 차에는 점심을 거를지도 모르는 위기상황이 와도 과일보다는 당이 없는 야채를 풍부하게 먹거나 계란이나 참치 캔을 활용하는 것이 훨씬 체중감소에 유리하다.

어떤 과일을 먹어야 하는가?

토마토가 가장 좋다. 그렇더라도 다이어트의 위기를 초래하는 단맛에 대한 충족감을 무시하면 잘 참아낸 일주일의 인내가 무색하게 극단의 단맛, 빵, 케이크, 아이스크림과 같은 중독성분으로 빠질 수 있다. 다들 알다시피 '한 번만 먹어야지' 라는 마음을 먹는 그 순간이 헤어날 수 없는 덫에 걸리는 다이어트 원점의 순간이 된다. 따라서 1등급 다이어트에서는 껍질째 먹는 사과, 자몽, 오렌지, 딸기, 체리, 참다래, 바나나까지 아침 식사대용으로 허용하되, 반드시 간단한 단백질 음식과 함께 섭취함을 원칙으로 한다. 그 좋아했던 포도와 수박은 스스로도 설탕수박, 설탕포도임을 자처하고 있지 않은가? 당이 많은 과일임을 3개월간 잊어서는 안 된다.

필자가 확실히 짚어준다! 다음 순간의 과일 섭취는 살찌는 정점, 아무리 노력해도 빠지지 않는다는 아줌마 비만의 원흉이다.

① 식후 과일 섭취, 특히 달고 짜고 매운 양념은 시원하고 달달한 과일 섭취를 부추긴다. 식후 혈당상승을 촉진하여 빠르고 쉽게 살이 찌도록 만들어 주는 특효약이 될 것이다.

② 과일 한 끼로 허기를 달래지 마라. 과일 몇 조각은 잠시 허기를 달랠 수는 있다. 하지만 내 몸이 잦은 배고픔을 느끼지 않도록 하는 지혜도 1등급 다이어트에서는 길들여야 할 습관이다. 저녁을 대신한 수박 한 접시는 반드시 10시 야식을 유발한다. 아무리 바빠도 아침을 제외한 점심, 저녁을 과일 한 끼로 달래지 않기를 권유한다.

1등급 다이어트
2개월
실천법 ②

기계로 갈지 말고 치아로 갈아라

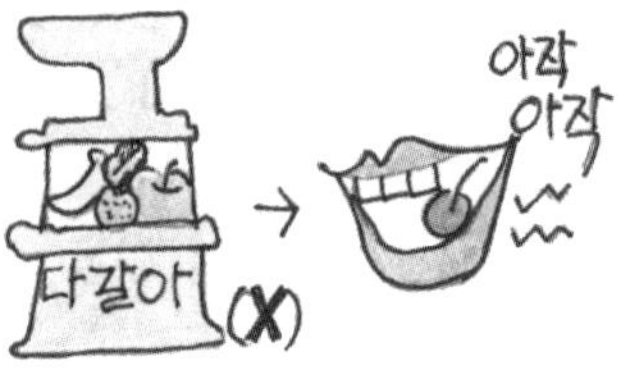

과학문명의 발달은 어떠한 음식도 단 한 번에 즙으로 액체화시키거나 시원하게 갈아내 버린다. 손가락이 피나도록 강판에 갈던 것을 버튼 하나 눌러 기계로 갈아주니 '휴롬'(과일이나 채소 등을 가는 믹서기)은 피로함에 지친 주부들의 노동력을 줄여주는 '주방의 신' 이다. 모든 주부들은 그 성능에 감탄하며 냉장고 안 멀쩡한 음식들도 갈기에 바쁘다.

한 상 차려 밥상으로 내 놓을 음식들을 한꺼번에 갈아 한 컵으로 만들면 설거지도 적고, 영양을 함께 섭취할 수 있으니 부엌의 왕인 주부에겐 일거양득이다. 놀랄 만한 빠른 속도로 단단한 과일과 섬유질까지 즙으로 만들고 건더기 없는 액상으로 만들어 버린다. "이건 직접 내가 과일을 갈아낸 것이니 건강에 엄청 좋은 거야." "씹기도 귀찮은데 한 번에 쉽게 과일을 먹을 수 있어서 얼마나 좋니?" 이구동성으로 하는 말이다.

한 개의 사과를 직접 씹어서 먹는 것과 한 번에 갈아 먹는 것은 비타민의 손실을 제외하고는 탄수화물 · 단백질 · 지방의 영양 구성이 달라지는 것은 아니다. 하지만 1등급 다이어트에서는 갈아먹는 음식에 대해 아주 강한 언급이 필요하다.

이해를 돕기 위해 한 가지 질문을 해 보고자 한다. 실제로 많은 분들이 필자에게 자주 하는 질문이다.

"시중에 판매되는 무첨가 딸기주스나 무첨가 오렌지주스는 첨가물도 없고 설탕이나 액상과당도 없는데 칼로리가 130~180kcal까지 나가요. 가격도 작은 병 하나에 2600원 정도로 한 번 마시기에는 너무 비싸지요. 그런데 할인마트에서 판매되는 오렌지주스는 3~4팩 한 묶음에 1000원, 가격도 실속 있고 심지어는 한 팩 당 50kcal가 안 되는 경우도 많은데 도대체 무엇을 선택하여 먹어야 하는 거죠?"

여러분의 답변은 어떠한가? 무첨가 딸기주스는 어떠한 첨가물도 없이 과일을 갈아내었지만 표면적인 칼로리를 비교해보면 부담이 크다. 벌써 저렴한 팩 주스에 비해 5배가 넘는 가격에 3배가 넘는 열량이다.

일반적으로 판매되는 가공 생과일 딸기주스에는 딸기 85%, 배 15%가 들어간다. 딸기의 단맛이 상대적으로 적으니 단맛을 늘리기 위해 배를 첨가한 것이다. 이때, 우리가 딸기 10알을 그냥 '휴롬'과 같은 기계로 갈아낸다고 가정하자. 10개의 딸기를 일반 종이컵에 담으려면 2개의 컵이 필요하다. 하지만 10개의 딸기를 직접 기계로 갈아내면 종이컵 1/2

또는 2/3잔의 딸기 주스가 만들어진다. 갈아낼수록 원재료의 부피는 줄고 즙으로 압축이 된다.

이렇게 1회 제공량 200ml의 주스를 만들기 위해서는 순수한 딸기 30개는 넣어 갈아내어야 할 것이다. 인기 있는 무첨가 딸기주스의 경우 덩치 큰 배 1/3 정도를 함께 갈아서 단맛을 더하면 라벨에 표기된 한 병의 칼로리가 대략 맞추어진다. 딸기 30알, 배 1/3개, 직접 씹어 먹었다면 배불렀을 만큼의 과일을 한 번에 마시게 만든 것이다.

더불어 갈아먹는 음식에는 다이어트를 방해하는 두 가지 요인이 함께 작용한다. 액상으로 섭취하는 음식은 치아로 씹어내지 않아도 쉽게 위장을 통과한다. 마시는 음식들은 쉽게 배가 부르지만, 그만큼 쉽게 소화기관을 통과하니 허기를 빨리 느낀다. 갈아낸 과일주스 3컵을 마시면 약 500칼로리에 육박하는 열량, 즉, 충분한 칼로리를 먹었음에도 소화가 다 되었음을 알리는 꼬르륵 반응이 쉽게 나타난다.

갈아 낸 과일주스가 나쁜 점이 또 있다. 바로 다량의 음식을 한꺼번에 갈아냄으로써 농축된 당이 씹어먹을 때보다 훨씬 빠르게 흡수된다. 빠른 혈당의 상승은 인슐린의 분비를 자극하고 결국 잉여의 포도당들은 지방으로 모두 저장되게 되는 것이다. 같은 양의 음식을 직접 씹어서 먹었을 때보다 당의 흡수가 빨라지니 같은 음식으로도 더 살이 찌는 환경을 만들 수 있는 것이다.

그렇다면 앞에서 잠시 언급했던 한 팩에 50kcal 밖에 되지 않는 이 과일주스의 정체는 무엇일까? 갈아낸 과일의 즙을 소량만 넣고 거기에 물을 더한다. 물로 희석되면 재료 본연의 맛은 떨어질 수밖에 없기에 설탕이나 액상과당을 넣어 단맛으로 달래는 것이다. 원재료를 갈아넣는 것보다 물을 붓고 설탕을 소량 첨가하는 것이 전체 칼로리 면에서는 훨씬 부담이 적을 수 있다. 하지만 이런 저렴한 팩 주스에는 칼로리만으로 운운할 수 없는 설탕과 액상과당의 비만위험인자를 간과할 수 없다.

지금까지 사람들은 음식 하나의 영양만을 따진 후 그 음식을 먹으면 건강해질 수 있다는 사실 하나에만 주목해 왔다. 하지만, 지금은 무엇을 먹느냐 만큼 어떤 형태로 어떻게 가공하여 먹었느냐에 관심을 기울일 필요가 있다.

1등급 다이어트 2개월 실천법 ③

배출력을 키우고 저장력을 줄여라

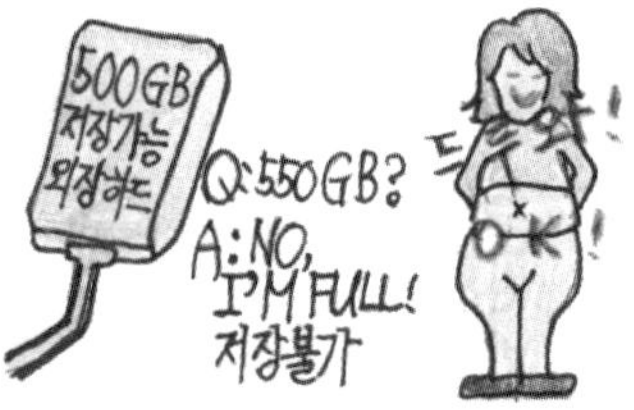

컴퓨터의 하드와 외장하드는 저장력이 높을수록 비싸고 유용하다. 저장력은 저장 공간을 말한다. 과거에는 덩치가 클수록 저장능력이 좋았지만, 이젠 과학기술의 발달로 손톱만한 마이크로 칩 하나에 엄청난 정보를 담을 수 있다.

이러한 과학기술과는 반대로 사람의 몸은 필요한 저장 공간을 벗어난 지방들은 울퉁불퉁한 군살을 이루다가 결국은 용량 초과로 비만을 초래하고 만다. 저장할 공간은 적은데 저장량만 많아지면 몸의 성능은 떨어지고 노쇠하고 병들게 된다. 사람이 만들어낸 모든 발명품들은 놀랄 정도로 스마트해지는데 그 훌륭한 발명품들을 만들어내는 사람만 예외이다. 그래서 사람들은 용량 초과의 지방을 고민하며 다이어트라는 단어를 365일 입에 달며 살고 있다. 2014년 미국 질병예방통제센터에서는 비만으로 인한 의료비가 연간 1500억에 달한다며 비만과의 전쟁을 선포하기도 했다.

날씬한 사람과 뚱뚱한 사람의 차이는 무엇일까? 앞집 딸은 나랑 체중은 비슷한데 그 딸이 키가 더 커서 날씬해 보이는 것일까? 옆집 딸은 나와 체중은 비슷한데 내 뼈가 두꺼워서 내가 더 뚱뚱해 보이는 것일까? 사람의 키가 커봤자 기린의 키를 능가할 수 없고, 아무리 통뼈라고 해도 골격의 무게가 쌀 한 가마니를 초과하진 못한다. 그렇다면 가장 큰 차이는 무엇일까? 결국은 지방이다.

우리 몸속에 많은 에너지를 저장할 수 있는 공간, 지방인 것이다. 사람의 지방세포는 반지름이 10배 이상 커질 수 있다고 한다. 이는 부피로 따지면 반지름의 세제곱 1000배 이상 커질 수 있음을 의미한다. 어린 시절, 내 머리를 동여매었던 알사탕만한 액세서리 방울의 반지름이 10배 이상 커진다면 도대체 얼마나 커지는 것일까? 게다가 지방은 내 몸에 한 개만 존재하는 것도 아니다.

그렇다면 지방저장 능력을 상승시키는 요인에는 과연 무엇이 있는가?

첫째, 인슐린을 기억하라. 현대인들은 필요 이상의 탄수화물을 섭취한다. 실제로 지방을 많이 섭취하여 비만이 된 사람보다 빵 먹고 떡 먹고 찐 탄수화물 과다섭취로 인한 비만이 훨씬 많다.

비만인들을 상대로 저지방식이와 저탄수화물 식이를 그룹으로 나누어 실시했던 많은 연구에서도 뚜렷한 체중감소 효과를 거두는 그룹은 항상 저탄수화물 식사였다. 탄수화물은 체내에 흡수되면 소화효소에 분해되어 포도당과 과당, 갈락토오스로 분해된다. 우리들이 섭취하는 대부분의 음식들은 포도당, 과당으로 분해되는 것이 일반적이다. 이 중 몸의 기능을 유지하기 위해서 필수적인 것은 적당한 양의 포도당이다. 과당이 없어도 인체는 건강하게 살 수 있지만 포도당이 없으면 죽는다.

그런데 이 포도당은 과잉이 되어도 문제가 커진다. 즉 인슐린이 과잉의 포도당을 지방세포 안으로 저장시키는 역할을 하기 때문이다. 과잉의 포도당은 인슐린과 관련이 되어 있고 인슐린은 결국 지방세포 안으로 포도당을 집어넣어 지방세포의 크기를 풍선에 공기를 주입하듯 쑥쑥 채우고 있다는 사실을 명심하여야 한다.

둘째, 지방 저장력을 향상시키는 물질은 과당이다. 인슐린에 의한 지방저장은 마치 포도당은 지방세포 내로 저장이 될 수 있으니 혈당을 올리지 않는 과당이 다이어트에는 유익할 것이라는 착각을 일으켜 왔다. 그러나 과당은 포도당보다 더 큰 지방저장인자이다. 포도당은 인체를 움직이는 기본 에너지이면서 필요 이상의 섭취일 때만 지방으로 쌓이기 때문에 문제가 되는 것이지만, 과당은 이러한 포도당과는 전혀 무관하다. 그저 불필요한 존재가 깐죽거리며 우리 인체 주변을 맴돌면서 배반질을 하는 것이다.

과당은 포도당보다 단맛이 1.8배 정도 높으니 일단 느껴지는 단맛도 강하다. 하지만 포도당과는 달리 뇌에 어떠한 배부름 신호를 보내지 못하니 배가 부를 때 분비되는 '배불러 호르몬' 인 렙틴의 기능에 문제가 생긴다. 이를 렙틴저항성이라고 한다. 실제로 설탕보다 과당의 함량이 더 높은 액상과당을 먹은 쥐가 배가 터질 것 같은데도 지치지 않고 먹는 실험이 있었다. 마치 배부름을 모르고 초코파이 한 상자를 뜯어먹는 우리들의 모습과 흡사하였다. 익숙한 우리들의 모습이 쥐를 통해 객관화되었을 때 사람들은 많은 충격을 받았다. 이에 더하여 과당은 포도당 대사와는 달리 아주 빠른 속도로 간으로 대사되어 중성지방으로 쌓이고 지방간을 일으키는 주범이 될 수 있다는 연구논문들이 쏟아져 나오고 있다. 아직도 다이어트음료인 줄 알고, 에너지음료인 줄 알고 먹고 있던 음료가 있다면 지금 당장 라벨을 뒤져봐라. 약 90%의 음료수들이 당신의 지방저장능력을 높여줄 그 과당을 함유하고 있다. 그러니 당신의 의지가 부족해서 살이 찌는 것이 아니라, 당신이 지방저장 능력을 더 많이 쌓아두는 음식을 먹기 때문에 더 살이 찔 수 있다.

셋째, 지나친 좌식생활이다. 현대인들은 앉거나 눕는다. 서 있을 일이 없다. 출근할 때도 앉아 있고, 장을 볼 때도 클릭 한 방에 원하는 물건을 섬에서도 받아볼 수 있다. 앉거나 눕는 행위는 우리가 소비할 수 있는 최저 칼로리영역이다. 하루 8시간 이상 좌식근무를 하는 사람은 하루 한 시간씩 고강도의 운동을 지속해도 체중감소 및 심혈관질환의 개선에 전혀 도움이 되지 않는다는 사실이 입증되었다. 지하철을 타도 빈자리를 찾기 위해 걸을 뿐이지 몸의 기능을 높이기 위해 걷지는 않는다. 그저 앉아만 있다. 몸을 움직이지 않아도 모든 것을 얻을 수 있도록 생활은 지나치게 편리해졌기 때문이다.

마지막으로 네 번째, 스트레스다. 스트레스는 우리 몸을 건강하게 만들 수 있는 항염 효과를 주는 호르몬을 만든다. 하지만 이는 적절히 적당량 나왔을 때에 해당한다. 과도한 스트레스는 우리 몸, 특히 복부의 지방저장 효소를 활성화시킨다. 배가 나오고 살이 찌도록 만든다.

위에서 언급한 지방저장능력을 키우는 4가지는 우리의 삶에 크게 퍼져 있다. 이와 맞서기 위해 1등급 음식을 먹고 틈틈이 강아지와 산책하고 불필요한 화와 분노를 줄이는 노력을 계속할 때 내 몸의 배출능력은 자연스레 성장할 것이다.

1등급 다이어트 2개월 실천법 ④

11시에서 7시, 골든타임을 노려라

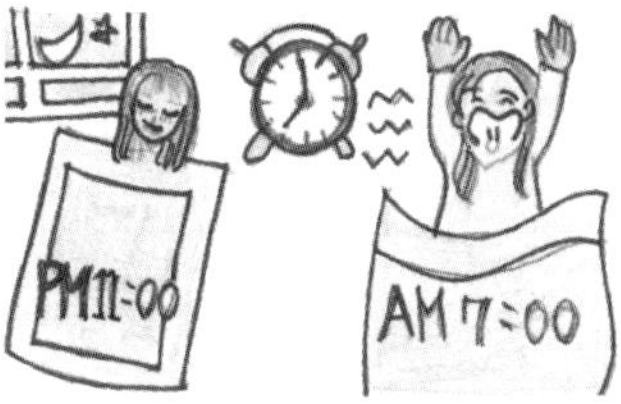

한번쯤은 칼로리 비교표를 본 기억이 있을 것이다. 한 시간 동안 서 있을 때, 앉아 있을 때, 그리고 잠을 잘 때 3가지 경우 중 칼로리 소비가 가장 많은 것은 서 있을 때이고 가장 적은 것은 잠 잘 때이다. 그런데 도대체 살 뺀다는 여러분들에게 왜 잠자는 명약에 대해 언급하려는 것일까?

많은 사람들이 두 가지의 이야기를 동시에 한다. 한 분은 "요새 잠을 좀 안 잤더니 살이 빠졌어요.", 한 분은 "요새 잠을 좀 잤더니 살이 좀 빠졌어요." 어쩌면 이 글을 읽는 당신도 살아오면서 이 두 가지 말을 동시에 하는 모순을 기억할 수도 있다.

엄밀히 말하면 생체리듬이 굴러가는 톱니바퀴 속 잘 끼워진 잠은 무엇과도 비교할 수 없는 다이어트의 명약이다. 먹고 자는 것은 인체의 기본 생리이다. 인체를 가동하기 위해 먹고 또 자는 것이다. 가동이 되는 모든 기계들 중에서도 성능이 좋고 말을 잘 듣는 기계들이 있다. 사람의 몸도 마찬가지이다. 호흡을 하고 심장이 뛰며 먹고 자고 웃고 말하는 우리들 중에도 효율적인 가동률로 성능 좋은 몸을 가진 사람들이 있다. 필자는 이러한 몸을 1등급 몸으로 규정한다. 1등급 몸을 만들기 위해서, 성능 좋은 몸을 갖기 위해서 우리는 지금 1등급 다이어트를 해야 하고, 여기에 잠의 언급을 놓치게 되면 덜 조여진 나사로 언제 붕괴될지 모르는 다리처럼 불안한 일상을 살아야 한다.

잠, 왜 다이어트에 중요할까? 서두에 언급했던 대로 잠 잘 때는 서 있고 앉아 있을 때보다 상대적으로 적은 칼로리를 소비한다. 성인 남녀를 대상으로 한 미국 콜로라도 대학의 실험을 보면 아주 재미있는 사실을 발견한다.

각각 8명씩의 남녀 총 16명이 약 3일간 평균 수면 시간 7시간 40분을 취침하도록 조건화하여 이들의 수면패턴을 안정적으로 동일하게 만들었다. 그 이후 약 10일에 걸쳐서 두 그룹으로 나누어 수면시간을 조절해 본다. A그룹은 현재의 직장인들이 겪는 일상과 마찬가지로 처음 5일 동안은 2시간 더 늦은 취침에 5시간 후 억지로 알람을 하여 깨운다. 다음 5일은 9시간 동안 편하게 취침하도록 하고 먹는 것에 대해서는 굳이 제한을 가하지 않았다. B그룹은 처음 5일과 다음 5일을 바꾸어서 실험하였다.

결과는 어떠하였을까? 수면이 부족했던 5일 동안의 체중이 수면이 충분했던 5일 동안의 체중에 비해 현저히 증가하였고, 특히 남녀 간의 차이도 컸다. 남자의 경우 수면이 부족했을 때보다 수면이 충분했을 때 체중증가의 폭이 적은 것에 그쳤지만, 여자의 경우 수면이 부족했을 때엔 체중이 늘어났고, 수면이 충분했을 때는 모두 체중이 빠졌다. 수면부족이 되면 칼로리 소비량이 더 많으니 체중증가가 없어야 할 것으로 생각되지만, 깨어난 몸에서는 필요로 하는 에너지 요구에 음식을 섭취하게 된다. 결국 깨어있는 밤에 야식이 늘고, 대부분의 야식은 밀가루+설탕+트랜스지방의 완벽한 3가지 중독음식이 대부분이었을 것이다.

사람은 숙면할 때 성장호르몬이 분비된다. 이 성장호르몬은 아이들이 키가 클 때에만 나오는 것이 아니다. 성인의 경우 이 성장호르몬은 콜라겐과 엘라스틴을 재생시켜 피부탄력을 탱탱하게 유지시켜주고, 인체의 효율적인 가동을 위한 휴식을 통해 면역과 신진대사를 조절해 준다. 단, 이 성장호르몬은 분비의 조건이 있다. 밤 10시부터 새벽 2시 사이 숙면에 들 때 가장 왕성하게 분비된다. 그런데 현대인들은 이와는 정반대이다.

15년간 다이어트를 원하는 사람들의 식사일기를 검사하면서 20~30대의 살을 빼고자 하는 성인의 80% 이상이 평균적으로 새벽 1시에 취침하는 것을 알게 되었다. 금요일과 토요일에는 새벽 1시의 취침마저 아까워한다. 소위 말하는 불금은 꼭 밖에서 음주를 하지 않는다 해도, 집에서 먹방을 보거나 무의미한 웹서핑을 하며 혼자만의 불금을 보내기도 한다. 특히 수면부족은 생체리듬을 조절하는 멜라토닌(melatonin)의 분비를 현저히 감소시킨다. 결국 하나의 부정적인 자극이 우리 몸에는 각종 호르몬과 신경전달물질에 부정적인 영향을 주면서 신진대사 적응을 시작한다.

가장 기본적인 인간의 본능, 가장 실천이 편한 잠의 소중함을 놓치고 우리는 스스로 덜 자고 더 먹고 몸의 면역까지 떨어뜨리는 상황을 자처하는 것이다.

현대인들에게 가장 적합한 수면 골든타임은 밤 11시에서 아침 7시로 본다. 이는 성인 평균수면 권고시간인 7시간 40분을 만족시키며 성장호르몬의 분비에도 최적인 환경을 만들 수 있는 시간대이다.

잠은 질과 양을 다 관리해야 한다. 적합한 골든타임을 잘 맞추어 삶의 질까지 높일 수 있는 1등급 다이어트에 적극 활용하도록 하자.

1등급 다이어트 2개월 실천법 ⑤

건강한 음식도 품 안의 지방을 만든다

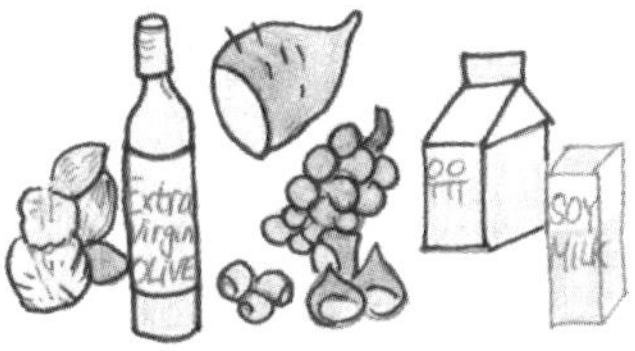

이 세상에는 건강에 좋은 음식과 건강에 해로운 음식이 있다. 우리 주변에 널려 있는 대부분의 가공음식들은 해로운 음식에 속할 것이다. 가공이란 원래의 재료에 첨가물을 넣어 그야말로 가공의 과정을 통해 만들어진 음식을 말한다. 물론 가공 음식을 100% 나쁜 성분만 가득하다고 폄하할 수는 없다, 하지만 득보다 실의 위험성이 높다면, 1등급 몸을 만들 수 없는 해로운 음식으로 규정한다.

그렇다면 1등급 몸을 만드는 1등급 다이어트에서 건강에 좋은 음식만 먹는다면 분명 날씬한 몸과 건강한 신체, 행복한 삶을 함께 할 수 있는 것일까? 그렇지 않다. 건강에 좋은 음식에도 분명 많이 먹으면 살찌는 음식들이 있다.

그 누구도, 단 한 번도 건강에 좋은 음식이 다이어트에 좋은 음식이라고 강조한 적이 없다. 하지만 많은 사람들은 건강에 좋은 음식을 스스로 다이어트에 좋을 것이라 단정지어 생각한다. 방송 중 팥의 효능에 대한 정보를 들으면 단팥빵, 팥빙수, 단팥죽, 팥이 들어 있는 음식은 무조건 사 먹는다. 으깨어진 팥에 50%의 설탕이나 액상과당 시럽을 넣어 한 차례 두 차례 가공이 되고 그에 더하여 식품첨가물이 들어갈 수 있다는 가능성은 전혀 생각하지 않는다. 팥의 장점만 기억하고 몸에 좋은 팥을 먹었으니 살찌지 않으리라 생각한다.

많이 먹어서 살찔 수 있는 대표적인 건강음식은 견과류이다. 해마다 정월대보름이 지나면 많은 여성들이 신나게 견과류를 먹고 왜 살이 쪘는지 모르겠다며 분노한다. 대개 견과류의 지방은 건강에 좋은 불포화지방이다. 또한 섬유질이 풍부하고, 항노화 효소가 풍부하다며 섭취를 권한다. 하지만 아무리 성분이 좋아도 우리 몸에 과량의 견과류를 쏟아부을 필요는 없는 것이다.

대부분 식탁 위에 종합비타민제가 한 병씩은 있을 것이다. 종합비타민제의 라벨을 확인해 보면 정말 건강에 좋은 비타민과 미네랄, 항산화제들로 가득 차 있다. 웬만한 음식들과 비교해도 손색이 없을 정도로 아주 훌륭한 성분들이다. 그렇다고 TV를 시청하며 영양제를 하루 20알 30알씩 먹는 사람은 없을 것이다. 견과류도 이런 것이다. 몸에는 좋지만 필요한 만큼만 먹어야 한다. 혈관 안에 지방이 찌지 않을 뿐, 내 품 안 아주 은밀한 여기저기서 지방을 꽃피우게 한다.

그렇다면 건강한 살찜이 음식들에는 어떤 것들이 있을까? 일단은 곡류와 콩류들이다. 곡류는 보리, 흑미, 쌀, 기장, 수수 등 주로 밥으로 먹는 음식들을 지칭한다. 콩류는 완두콩, 서리태, 약콩을 포함하여 최근 몇 년 간 서양에서도 큰 유행을 얻었던 병아리콩과 렌틸콩을 포함한다. 이들은 건강에 아주 유익한 각각의 장점들을 가지고 있지만, 탄수화물을 주원료로 하기 때문에 많이 먹으면 살찌는 음식들에 속한다. 밥심으로 사는 한국 아줌마들과, 볶은 콩을 간식으로 먹고 다니는 통통한 우리 어머님들만 봐도 더 이상의 증거가 필요없다.

누군가가 "선생님, 저는 오히려 밥 먹고 콩 먹고 살이 빠졌는데요?" 라고 묻는다면 그것은 밥과 콩이 살 빠지는 데 도움을 주는 음식이어서가 아닌, 밀가루 음식이나 다른 가공음식들 대신 밥과 콩과 같은 건강에 좋고 혈당상승을 부추기지 않는 유익한 탄수화물을 섭취했기 때문이다.

과일은 어떠할까? 섬유소, 비타민, 미네랄이 풍부하다. 하지만 과일은 탄수화물이 문제다. 과일에 든 포도당은 혈당을 올려 인슐린에 의해 잉여의 포도당들을 모두 지방세포 안으로 저장시키고, 과일의 과당은 간으로 빠르게 대사되어 중성지방으로 쌓일 수 있다. 따라서 건강에 좋은 대표적인 자연 음식인 과일도 반드시 양과 질, 종류를 따져서 철저히 제한하여 먹어야 한다.

필자는 이 두 가지 곡류와 콩류, 그리고 과일을 1등급 다이어트 실천 한 달째에는 하루 종이컵 한 컵으로 제한한다. 그리고 2개월 차에는 아침 8시 59분까지만 과일섭취를 허용한다. 제한 없이 먹을 수 있는 과일로는 토마토 하나만을 허용한다.

다음으로는 커피음료 및 음료 베이스로 사랑을 받고 있는 유제품들이다. 우유에는 단백질도 풍부하고 칼슘도 풍부하다. 우유가 가진 장점을 안심하고 사람들은 카페모카보다는 카페라떼를 먹는다며 자랑하듯 말한다. 우유에는 동물성 지방과 유당이 들어있다. 최근에는 저지방고칼슘 우유라 하면서 우유에 첨가물을 넣어 가공처리한 다양한 제품이 쏟아지고 있다. 1컵의 열량도 결코 낮지 않다.

상상해보면 조그마한 새끼소가 엄마 젖, 그 우유 하나만으로 성장할 수 있는 위력으로 따진다면 우유는 영양이 풍부한 만큼 칼로리도 높은 것이 당연해진다. 따라서 우유나 우유로 만들어진 유제품인 버터, 치즈, 요거트는 항상 건강에 유익하다고 많이 먹어서는 안 된다.

특히 최근 치즈의 단백질이 각광을 받으면서 간식과 야식, 그리고 술안주로 짬짬이 치즈를 즐겨 먹는 여성들을 흔히 본다. 대부분 집에서 우유를 주원료로 만들어낸 자연 치즈와는 다른, 첨가물이 많은 가공 치즈들이다. 양을 줄여서 섭취할 것을 권하는 것은 자연 치즈의 영역이고, 가공 치즈들은 결국 3등급 이하로 빠져주어야 하는 1등급과 상관없는 음식들이다. 치즈를 즐기며 다이어트 한다고 큰소리치는 분들 중에 살이 빠지는 사례는 단 한 명도 본 적이 없다.

고구마, 감자의 경우, 외국에서는 2등급과 같은 수준의 음식으로 제한한다. 몸에 좋지만, 양을 줄여야 하는 음식으로 말이다. 하지만, 필자의 의견은 좀 다르다. 한국의 고구마는 외국의 고구마와는 당도에서 현격한 차이가 난다. 20년 전 간식으로 한두 개 이상 먹어지지 않았던 물고구마의 시대는 지났고, 이젠 밤고구마, 호박고구마가 서로 경쟁하듯 '꿀이 줄줄' 이라는 문구와 함께 노란 색깔을 뽐내며 당도를 자랑한다. 결코 한두 개만 먹고 끝나지 않는다.

또한 실제 혈당을 올리는 포도당과 관련된 고구마의 GI 수치가 호주 시드니대학의 연구 결과 55로 밝혀졌음에도 불구하고 한국 고구마를 즐겨 먹는 당뇨 환자분들은 당 조절에 큰 위험을 경험하는 사례가 많다. 고구마를 끊으면 다시 혈당이 안정된다. 이건 무엇을 의미하는가? 외국에서 측정된 GI와는 차이가 있을 수 있다는 것이다. 그래서 다이어트를 결심하고 하루 두세 끼를 고구마로 섭취해도 생각보다 살이 잘 안 빠지는 것이다.

이렇듯 세상에는 건강하지만, 양을 제한하여야 하는 음식들이 꽤 많다. 건강한 음식? 중요하다. 하지만 과잉섭취는 항상 다이어트에 반갑지 않은 독이 된다는 사실, 잊지 말기를 바란다.

1등급 다이어트 2개월 실천법 ⑥

무엇이든 키워라. 뱀이라도 키워라

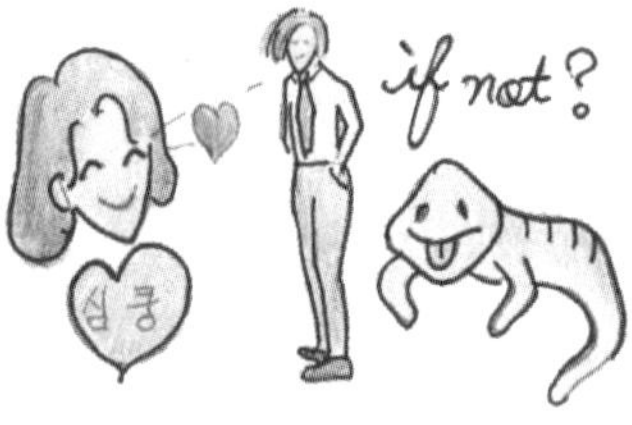

얼마 전 독신을 주장했던 한 지인이 아무리 일이 바빠도 결혼을 해야 할 것 같다는 말을 했다. 이유를 물으니 같은 직업을 가진 친구 중에 자신과 똑같이 독신을 주장했던 친구가 있었는데 결혼 후 의외로 성격이 차분해지고, 한번씩 먹으면 게걸스럽게 먹는 습관도 나아졌다는 것이다. 시댁 스트레스, 며느리로서의 의무감이 있기는 하지만 남편과 무언가 함께 한다는 안정감이 친구를 변화시키고 있는 게 아닐까 생각했다는 것이다. 친구 남편이 특별히 능력 있게 돈을 잘 버는 것도 아닌 평범한 남성이었지만 항상 욱 하는 친구를 다독여주고 화를 내도 당최 남편과는 싸움이 안 되니 친구도 결국 화낼 일이 없어졌다는 것이다.

그렇게 변화된 친구의 삶을 보면서 나도 결혼을 한 번 해 보면 현재보다 나아질 수 있을까 하는 생각이 문득 들었다고 했다.

여러분의 의견은 어떠한가?

사춘기 시절 연예인들에게 정신을 빼앗긴 오빠부대 여학생들이 상대적으로 비만율이 적다는 말을 들은 적이 있다. 이들에게는 사춘기 시절 겪는 신체적 정신적인 스트레스가 이를 통해 해소된다는 것이다. 즉 가만히 앉아서 스트레스를 적극적으로 해소할 다른 일들을 찾지 않는 소극적인 여학생들에 비해 음식을 탐하는 확률이 현저히 적다는 것이다. 이는 충분히 일리가 있다.

사람은 스트레스를 받으면 스트레스호르몬이 나온다. 뇌의 시상하부에서 명령을 내리고 뇌하수체가 그 명령을 받아 신장 옆 부신에 있는 겉껍질에서 스트레스호르몬이 분비된다. 이것이 그 유명한 코르티솔(cortisol)이다. 이때 시상하부에서 분비되는 물질이 동시에 뇌의 리워드 시스템을 자극한다. 리워드는 일종의 스트레스를 받는 데 따른 뇌의 포상체계라고 생각하면 된다. 그때 뇌는 특히 단맛을 포상으로 원한다. 즉, 뇌의 식욕중추를 자극하게 된다는 것이다. "나 힘들었으니까 단맛을 줘. 단맛을 느끼면 행복해진다고!" 한 치의 과장도 없는 뇌 그대로의 반응이다.

이 복잡한 현대사회에서 스트레스를 피해 살 수는 없다. 스트레스호르몬 코르티솔은 없어도 질병이 되고 많아도 질병이 된다. 딱 필요한 만큼만 스트레스호르몬을 분비할 수 있다면 적절히 긴장된 삶이 면역을 살리고 에너지 효율을 높여 건강과 다이어트에 딱 좋다. 현대사회의 과잉 스트레스 속에서 그를 조절할 수 있는 리워드 영역을 키울수록 우리 몸은 더욱 날씬해 질 수 있는 것이다.

가끔 이 스트레스를 줄이기 위한 뇌의 리워드시스템이 한 방향으로 병적으로 진행되는 경우 중독이 발생하게 될 수도 있다. 음식을 과도하게 먹는 폭식, 알코올이나 마약에 빠지는 행동, 성적 충동을 자제하지 못하는 탐닉, 모두 이런 리워드의 병적 증상이다. 따라서 스트레스를 줄이게끔 과학적으로 만들어진 뇌의 리워드시스템을 골고루 정상적으로 활용한다면 끊임없이 쏟아지는 스트레스를 조절하면서 살찌지 않은 1등급 다이어트에 성공할 수 있는 것이다.

같은 자극에도 사람들은 화를 내기도 하지만, 쉽게 넘기기도 한다.

같은 상황, 다른 반응은 바로 나의 리워드 영역이 얼마나 잘 다스리고 있는가의 상태를 반영할 수 있다. 일례를 들어보자.

마음 속 짝사랑을 하고 있던 한 선배에게 사랑고백을 받았다고 상상해보자. 그 날, 직장 상사에게 아무리 억울한 추궁을 당해도, 지나가던 새가 내 하얀 블라우스에 똥을 흘리며 지나가도 내 마음 속에서는 끊이지 않는 콧노래가 나올 것이다. 선배의 사랑고백이 리워드를 준 것이다.

하지만, 딱히 즐거울 것도 없고 잠도 설쳐 몸은 힘들고 아침부터 엄마의 잔소리도 끊이지 않았고 남자친구와도 사소한 오해로 기분이 상해 있다. 이때 직장상사가 억울한 추궁을 한다. 새가 날다 갑자기 내 블라우스 위에 똥을 싸고 지나간다. “저 xx.” 소리를 지르고도 그 분노에 열을 내며 걷다가 넘어질 수도 있다. 그러기에 우리에겐 이러한 리워드가 필요하다.

실제로 다양한 리워드를 통해서 스트레스로 인한 식욕상승을 줄여주는 방법에 대해서는 이미 많은 논문연구가 완성되었고 연구 중에 있다. 인간의 기본 리워드는 1차성 리워드로 정의하며 의, 식, 주, 성의 본능적인 리워드를 말한다. 입고 먹고 자고 애정을 나누는 인간의 본능적인 행복이다.

여기서는 그동안 많은 언급이 이루어졌던 의식주에 대한 이야기보다는 성에 대한 이야기를 하고자 한다. 성에 대한 리워드를 직관적으로 생각할 때 남녀간의 육체적인 사랑으로 해석할 수도 있을 것이다. 뇌를 연구하는 사람들은 이 성에 대한 리워드에 부모-자식 간의 사랑, 형제 간의 우애, 친구들과의 우정, 동료애, 그리고 동물이나 화초를 키우면서 얻는 행복감을 강조한다. 어찌 보면 애완동물을 키우는 사람들, 화초를 키우며 잎사귀를 닦아내며 정성을 다하는 그 행동 자체가 삶의 스트레스를 줄여주는 큰 원동력이 아니었을까? 넘쳐나는 식욕에 대해, 나 자신을 그저 많이 먹었던 사람으로 규정하지 말자. 내 뇌가 행복을 위해 갈망했던, 스트레스호르몬의 정상 작동을 위해 필요로 했던 리워드를 헛된 곳에 집중하진 않았는지 자신을 뒤돌아보기 바란다.

오늘 마트에 나가서 도마뱀이라도 사 보면 어떨까?

1등급 다이어트 2개월 실천법 ⑦

디톡스가 웬말인가? 독소를 안 만들면 그만

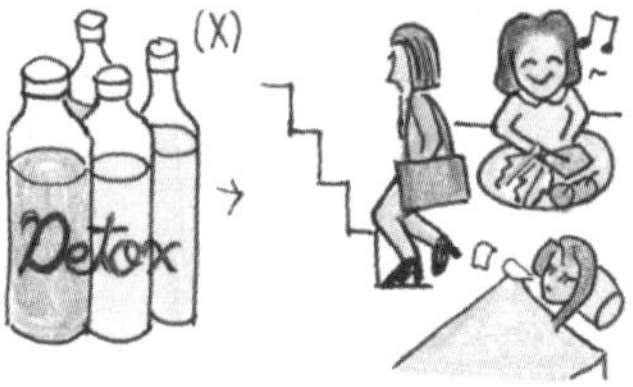

많은 사람들이 다이어트에서 독소를 논한다. 독소를 빼야 살이 빠진다는 말, 맞는 말이다. 그렇지만 1등급 다이어트 1개월 실천을 했다면 굳이 디톡스 주스를 마시지 않아도 된다. 단식으로 몸 속 기관들을 좀 쉬게 하지 않아도 영양으로 달래며 독소 또한 말끔해진다.

디톡스를 주장하는 사람들은 디톡스의 시간을 통해 위장이 좀 휴식을 취하게 만들고, 땀이나 대소변으로 독소를 내보내라고 한다. 또 간의 독소를 해결하고 몸에 좋은 영양을 주스 한 팩에 갈아서 공급하면 몸은 아주 깨끗하게 정화된다는 주장을 한다. 맞는 말이다. 그러나 여러분의 독소는 음식 뿐 아닌, 생활을 바꾸지 않는 한 쌓일 수밖에 없다. 디톡스 주스를 마시면서도 여전히 잠 안 자고 스트레스 받고 있다면 섭취만 바뀌었을 뿐 다른 것은 그대로 내 몸 속 독소를 자극한다.

간헐적 단식도 이러한 단식법을 통해 몸의 독소를 빼주면서 총 섭취 열량을 줄이자는 데 있다. 2일 단식에 5일 식사법, 16시간 단식에 8시간 식사법 등 검증된 방법들이 있으나 이들의 최종 목적은 모두 총 칼로리를 줄여서 섭취하자는 것, 즉 '적게 먹자.' 이다. 16시간 금식을 하고, 2일 금식을 해 주면 먹도록 허용한 그 날과 그 시간, 마음껏 음식을 먹도록 허용해 주어도 사실 음식이 잘 먹히지 않을 것이라는 주장이다. 맞는 말이다. 원래의 사람의 몸에는 적용가능한 말이다. 그러나 현실적으로 현대인들이 접하는 환경은 이를 따를 수 없는 두 가지 특징을 갖는다.

첫째, 스트레스가 과잉이다. 많은 스트레스로 뇌는 음식을 통해 더 많은 리워드를 원한다. 이때, 단식과 디톡스 기간은 섭취를 허용한 날, 먹지 못했던 시간에 대한 보상과 스트레스로 인한 리워드의 증가로 더 많은 음식을 섭취하게 된다는 것이다.

둘째, 음식 환경의 변화이다. 우리가 쉽게 접하는 많은 음식들은 중독 성분이 든 가공음식이 많다. 빵, 과자, 음료, 심지어 식사 중에 자주 접하는 샐러드 드레싱에도 설탕이나 저렴한 액상과당이 충분히 들어있다. 이 성분들은 충분한 섭취가 행해졌음에도 포만감을 잘 느끼지 못하게 하는 성분들이 많아 먹어도 계속 섭취하게 만드는 음식들이다.

이러한 성분들은 포만감과 허기와 관련된 호르몬들이 정상신호 대로 움직여지지 않는 저항성을 100% 유발하기 때문이다. 이런 열악한 섭취의 환경 속에 사는 우리들에게 섭취를 허용하는 16시간 후 8시간, 2일

후 하루, 먹어도 되는 시간들은 엄청난 지방을 벌어들일 수밖에 없는 비만을 보장하는 시간이 된다.

여기 대기업에 다니는 20대 후반 남성의 이야기를 들어 보자.

이 남성은 바쁘기로 악명 높은 대기업 회계팀에서 일한다. 입사한 지 3년 만에 체중이 15kg 늘었다. 대학시절에는 농구나 축구로 땀이 흠뻑 젖도록 운동하는 것을 즐겼고, 저녁 늦게 술을 마시지도 않는, 바른 생활 사나이였다고 한다. 그러나 취업 후 매달 20일부터 열흘간은 회계결산으로 퇴근하지 못한 채 합숙을 한다고 한다. 업무 스트레스는 물론 장시간 근무에 따른 피로감은 커지고 체력 또한 바닥이 났다고 한다.

그는 연말 건강검진에서 고도비만, 지방간, 고지혈증, 고혈압의 위험성을 진단받았다. 그때부터 굳은 결심을 갖고 시작한 것이 디톡스 다이어트이다.

처음에 레몬디톡스주스를 주문하여 아침 저녁 식사 대신 마셨고, 점심엔 켈로그 K 한 주먹에 저지방 우유 한 컵으로 하루를 버텼다고 한다. 초기에는 적게 먹으니 식욕도 줄고 몸도 가벼워졌고 보름 동안 체중은 약 3kg이 빠졌지만 체력이 저하되고 어지럼증이 심해졌다고 한다. 그러던 중 피할 수 없는 회식자리에 참석, 술 몇 잔, 고기 몇 점을 먹고 그 동안 참아왔던 식욕이 폭발한 것이다. 기름진 삼겹살에 밥까지 비벼 먹은 후 치킨과 맥주까지 이어지는 2차에서도 먹는 행진은 계속되었다.

그 날 이후 그는 3일 병가를 내는 신세가 되었다. 하루 정도 쉬면 나아지겠지 했지만, 도저히 출근을 할 수 없는 상황이 되었고 3일간 병원

치료를 받고 겨우 회복되었다. 어렵게 뺀 체중은 다시 5kg이 증가하고, 이런 과정을 몸으로 느끼면서 결국 살을 빼더라도 건강을 챙겨야 한다는 마음이 절실해졌다고 한다. 체중을 빼는 데 있어 디톡스주스가 도움이 될 수는 있다. 하지만 더 중요한 것은 필요한 영양은 흡수하고 불필요한 영양들이 지방으로 쌓이지 않도록, 디톡스 기능을 갖는 몸을 만드는 것이 중요하다. 이것이 진정한 디톡스인 것이다.

필자는 그 남성이 자취를 하고 있고, 집에 머무는 시간이 하루 평균 6시간 이하인 환경을 고려하여 실천할 만한 전략을 제안하였다. 아침에는 회사 건물 1층에서 판매되는 찐 계란과 씻어 나온 봉지 사과 또는 바나나 한 개, 점심, 저녁은 무조건 구내식당을 이용하되, 젓가락만 사용하고 저녁은 밥 반 공기만 먹기 실천에 돌입하였다. 별로 어렵지 않은 실천이었다.

음식을 먹은 후엔 바로 앉지 말고 회사 내 계단을 이용하여 10분을 걸은 후 자리에 앉도록 했고 식후 음료는 모두 사양하도록 했다. 이러한 맞춤 실천안은 적어도 과거 레몬디톡스를 할 때보다 몸은 지방이 잘 쌓이지 않는 몸으로 단련될 수 있고 적절한 식욕유지로 폭식의 가능성을 줄였다. 또 구내식당 영양사의 맞춤 영양식단으로 극심한 피로감이나 체중이 늘어나는 상황은 벌어지지 않을 것이라 조언했다.

그리고 약 한 달 후 2kg이 빠졌다. 두 달 후에는 5kg이 빠졌다. 5kg이 빠진 후에는 자신의 삶을 스스로 관리하기 시작하였다. 일요일에는 일주일 먹을 식량들을 직접 장보기 시작했고, 비상단백질로 기름 뺀 참치와 계란을 항상 구비해 두었다. 일요일에는 운전하며 보냈던 여자 친구와의 데이트도 차를 버리고 대중교통을 이용하며 걷기 시작하였다. 낭만이 생기고 추억이 생기고, 무엇보다 점점 건강해지는 자신을 느끼며 3년 만에 자신감을 회복하기 시작하였다고 한다.

살찐 사람들이 진정 빼기를 원하는 것은 독소보다 지방이다. 독소를 빼면 지방이 빠질 수 있는 환경에 유리한 것은 사실이지만, 열악한 환경 속에서 섣불리 디톡스를 시작하는 것은 오히려 살쪄서 힘든 몸을 또 한 번 혼란스럽게 만드는 위기가 된다는 것을 이 사례를 통해 느껴야 한다.

디톡스를 해 보고 싶다면 힘들고 찌든 내 현실에서 떨어져 마음과 몸이 평화로운 환경 속 스트레스가 없는 상태에서 해 보도록 하라. 잠도 잘 자고 과잉 업무도 없으며 모든 것을 잊고 욱 할 일도 없는 상태에서 시도하라. 아주 효과적일 것이다. 하지만, 그럴 자신이 없다면 섣불리 시작하여 식욕에 불을 지르고 몸에 혼란을 주지 말아야 한다.

1등급 다이어트 2개월 실천법 8

1등급 음식과 좋아하는 음식의 교집합을 찾아라

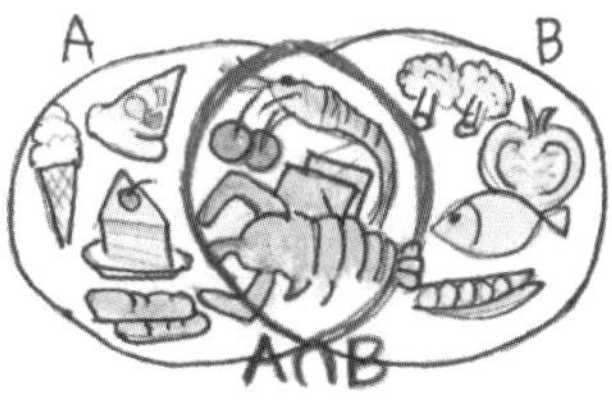

음식을 섭취하는 것은 결코 죄악이 아니다. 그러나 살을 빼야만 한다는 강박관념으로 항상 스트레스를 받는 우리들은 먹어서 찐 살이니 먹는 행위가 하나의 '죄악' 이며 그 결과 얻어진 지방은 '벌' 이라 생각하며 산다.

사람에게 의식주는 본능이다. 먹는 것이 나쁜 것이 아니라, 많이 먹는 것이 문제가 될 뿐이다. 우리 주변을 보면 미식을 취미처럼 즐기는 이들도 있고 진정한 미식가들 중에는 실제로 살찐 사람이 많지 않다. 그것은 식사로 인한 즐거움이 반드시 비만으로 연결되지는 않는다는 것을 의미한다.

15년간 살빼기를 원하는 많은 분들을 만나 상담해 오면서 공통된 사실 하나를 발견했다. 그렇게도 먹기를 좋아하는데 먹는 것 자체를 하나의 죄악으로 생각하니, 먹는 순간 딱 그 순간 느껴지는 쾌감을 제외한, 먹기 전의 불안함, 먹은 후의 후회까지 일상이 모두 행복하지 않다는 것이다. 이러한 감정들을 반복하면서 우리는 먹는 것을 죄악시 하는 생각을 각인하도록 스스로를 훈련시켜왔다.

우리가 1등급 다이어트를 통해 건강하고 날씬한 몸을 만들기 위해서는 좋은 음식을 맛있게 먹는 훈련이 필요하다. 이런 훈련 없이 “먹지마!" 만 반복하는 것은 인간의 뇌를 무시하고 예정된 폭식을 부추기는 셈이 된다.

1등급 다이어트를 위해 어떤 음식을 먹어야 할지는 1개월 차에서 강조하였다. 하지만, 분명 그 음식 중에는 본인에게 미식이 되는 음식도 있고 의무가 되는 음식도 있을 것이다. 어떤 이는 굴을 너무 좋아하여 레몬과 양파를 곁들여 맛난 요리를 해 먹지만, 어떤 이는 비린 맛이 싫어 딴 생각을 하면서 훌러덩 넘긴다고 한다. 전자의 사람에게 굴은 미식이지만, 후자의 사람에게 굴은 그저 의무일 뿐이다.

혹시 학창 시절, 수학의 ‘집합’ 파트에서 그려보았던 벤다이어그램이 생각나는가? 보따리 같은 두 개의 A집합, B집합이 서로 포개지는 영역, 그것을 A와 B의 교집합이라 불렀다. 우리가 주목해야 할 부분은 이 교집합의 영역이다. A는 1등급 음식의 집합, B는 내가 좋아하는 음식의 집합이다. 아마도 B에는 여러 가지 음식들이 나열될 수 있을 것이다. 떡, 카페라떼, 체리, 아이스크림, 우유, 한우, 랍스터, 새우, 빵, 치즈케이크. 개인별로 그 동안 선호했던 음식들을 직접 종이에 써 볼 필요가 있다. 이때 A에도 속하고 B에도 속하는 음식이 분명히 있을 것이다. 그것이 바로 1등급의 미식영역이 되는 것이다.

직업적으로 항상 날씬한 몸을 유지해야만 하는 사람들이 있다. 많은 여성들이 꿈꾸는 직업 중 한 가지가 바로 승무원이다. 하지만 승무원의 삶은 자신을 이기는 수많은 훈련을 통해 멋진 몸매와 티 없는 피부를 유지할 수 있다.

취업 전만 해도 167cm에 52kg, 날씬한 몸을 유지하던 현직 승무원이 있다. 그녀는 취업 후 1년간 59kg까지 체중이 증가하였다. 평생 60kg의 체중이 되어본 적이 없던 그녀의 체중이 증가한 이유는 스트레스 때문이라고 한다. 미주와 유럽, 동남아를 번갈아 달마다 바뀌는 시차에 신체적으로 이겨내야 할 업무 스트레스는 물론 신입 승무원으로서 업무에 익숙해지도록 본인을 단련하고 긴장하는 정신적인 스트레스는 분명 체중증가에 원인이 될 수 있다.

그런데 그녀의 체중증가는 단순히 스트레스에만 기인된 것은 아니다. 바로 업무가 끝나면 행해지는 스트레스 해소법이 문제였다. 그녀는 업무 중에는 긴장도를 높이기 위해 결코 음식을 먹지 않는다고 한다.

음식을 먹으면서 입에서 냄새를 풍기며 승객을 대하는 것도 싫고 배부른 느낌으로 일하는 것이 싫어 오렌지주스 한 잔으로 허기를 달래며 버틴다. 그리고 인천공항에 도착하는 그 순간 "피곤해, 우리 다음에 보자."며 집 근처 베이커리에서 빵과 수제쿠키, 그리고 달달한 스무디를 사간다.

식탁 위에 펼쳐두고 밀린 방송을 즐기며 맛있게 먹고 난 후 쌓였던 피로와 긴장이 풀리며 자신도 모르게 소파에 몸을 맡긴 채 잠이 드는 것이다. 그렇게 살아온 지 1년이 되었고 체중은 7kg이 증가하였다. 끝내 팀원의 선배로부터 유니폼이 너무 타이트한데 살을 좀 빼야 하지 않느냐는 충고를 들었다. 그녀는 평소 빵과 쿠키, 음료를 즐기지 않았었다고 한다. 승무원이라는 직업을 가지면서 스트레스가 계속되다보니 단맛이 당기기 시작하였고, 직업을 위해 본능적으로 필요한 음식을 섭취할 기회마저 스스로 차단한 채, 뇌는 X등급 음식으로 행복을 느낀다고 착각을 해 온 것이다.

그녀의 체중이 증가한 이유에는 스트레스도 있지만, 스트레스를 조절해 줄 수 있는 미식 훈련이 전혀 없었기 때문이다. 사람은 직장생활을 시작하면 책임감이 부여된다. 누구나 그 책임감에 따른 긴장으로 스트레스가 쌓인다. 물론 업무의 성격에 따라 책임감의 정도는 차이가 있지만, 그것을 극복해 나가면서 우리는 비로소 사회인이 되어가고 어른이 되어가는 것이다. 이때 함께 훈련해야 할 것이 사회인이 되는 실력뿐만 아니라 신체적으로도 사회인이 되기 위한 최적화 훈련이 필요한 것이다. 만일 그녀가 승무원이 된 이후 첫 비행을 끝내고 가족들의 축하를 받으며 맛좋은 고기와 신선한 해산물을 먹으며 행복한 미식과 사랑하는 사람들과의 교감을 함께 했더라면 이렇게 7kg까지 체중이 늘어났을까? 남들처럼 먹어야 할 때 동료 승무원들과 나물을 비벼낸 비빔밥 반 공기라도 먹었다면 과연 최악의 스트레스로 단맛의 보상만을 원하는 몸 상태로 이르게 만들었을까?

다이어트를 할 때엔 본능을 위하여, 스트레스 조절을 위하여 반드시 이 미식의 훈련과정이 필요하다. 그렇지 않으면 자칫 편협한 생각으로 먹는 것 자체를 죄악시하며 거식증과 폭식증에 쉽게 빠질 수 있다. 특히 외모가 중요한 직업일수록 이런 위험성은 커진다.

그녀에게 가장 필요한 것은 교집합 훈련이었다. 업무를 위해 뒷전으로 두었던 몸의 활력을 되찾기 위하여 평소 좋아했던 음식에 대해 적어보기로 했고, 그 안에서 그녀가 좋아하는 소고기 요리와 해산물 파스타를 발견했다.

다행히 소고기 요리는 저지방 고단백 부위로 스테이크나 구이를 해먹을 수 있는 1등급과 미식의 교집합에 들어갈 수 있지만, 해산물 파스타는 교집합에 넣을 수 없는 먹을거리였다. 이에 해산물 곤약 파스타를 만들어보라고 설득했다. 해물도 듬뿍 넣고 칼로리 걱정없는 곤약으로 요리 레시피를 만들어주었다. 물론 요리시간 10분 이하를 장담했다. 그녀는 그렇게 마늘, 양파와 브로콜리, 새우와 관자를 푸짐하게 넣어 맛있는 해물파스타를 먹기 시작했고, 그렇게 먹어도 체중이 늘지 않는 자신의 체중추이를 관찰하며 이젠 밖에서 폭식하듯 즐기던 파스타를 끊기 시작하였다. 1등급이 아닌 음식을 1등급으로 전환하여 드디어 교집합에 해당되는 미식영역을 넓힌 것이다.

필자는 닭과 돼지고기에 알레르기가 있다. 그래서 아무리 닭가슴살이 단백질이 많고, 돼지고기 갈매기살이 지방이 적고 쫄깃한 식감이 좋다고 해도 먹을 수가 없다. 나는 3개월에 한 번씩 1등급 음식을 적어둔 후 내가 좋아하는 음식을 적어본다. 그리고 새로운 벤다이어그램을 그려서 두 집합의 교집합을 찾는다.

최근 내겐 소고기 토시살, 제비추리, 안창살, 그리고 관자와 가리비, 랍스터, 새우, 익힌 굴, 아스파라거스, 버섯 등이 교집합에 들어왔다. 나는 이러한 미식을 꼭 정기적으로 먹는다. 일주일의 흐름을 보고 내가 해야만 하는 일, 중요한 일을 처리해야 하는 요일들을 미리 체크해 본 후 적절히 미식의 시간을 끼워 맞춘다. 미식으로 행복을 느끼면 일의 성과도 더 크게 상승된다. 긴장하고 집중해야 하는 일이 있을 때엔 일을 시작하기 딱 이틀 전 미리 채우는 미식으로 마음을 달랜다. 하루 전날은 달려야 하기 때문이다. 이것이 내게 25년간 지치지 않고 1등급 몸을 유지할 수 있었던 비결이다.

많은 사람들이 다이어트를 할 때 행복감 없는 저작운동만 한다. 모두들 그저 미식이 아닌, 의무 음식만 먹었던 것이다. 칼로리가 낮으니 토마토를 먹어야 했고, 지방이 적으니 닭가슴살을 물리도록 먹어야 했으며, 아무 행복감을 주지 않는 양상추와 시금치를 씹으며 다이어트 기간을 보냈던 것이다.

사람의 본능이라는 것은 생존의 의미이다. 배만 부르도록 씹어주는 것은 시계밥을 주려고 태엽을 감는 행동과 뭐가 다를까? 우리의 뇌는 행복을 원하는 인간일진대.

따라서 1등급 체중을 완성해가는 2개월에는 평균체중의 도달을 벗어나 좀 더 앞서 나가는 상위 4%를 만들기 위한 절대적인 교집합 미식을 찾고, 또 늘려나가야 한다.

이를 위하여 필자는 하루 종일 먹을 것을 생각하라고 한다. 무엇을 먹으면 내 몸도 건강하고 내 마음도 행복해질까? 스스로에게 수없이 질문하고 반복하며 살아야 한다. 이 세상 가장 소중한 것은 내 몸뚱이라는 사실, 내가 존재하지 않으면 행복을 느낄 뇌도 없다는 사실, 설마 예전처럼 또 잊고 사는 건 아닌가?

1등급 음식과 당신이 좋아하는 음식의 교집합, 즉, 한 마디로 행복한 미식의 영역이 완성되었다면 반드시 그들을 당신이 자주 보는 블랙보드나 플래너에 기입해 두기 바란다.

> 누구든 빠진 살을 3개월 정도는 유지할 수 있다. 그러나 3개월 후 계절이 한 번 바뀌면 또 나태해진다. 이렇게 다이어트의 오류들을 수십 번 반복하고 있기에 다이어트 산업은 갈수록 레드오션이 되고 당신도 이 책을 읽고 있는 것 아닌가? 이제 이 책은 적어도 검증된 이론과 톡 까놓고 말할 수 있는 현실적인 내 삶을 연결시키는 마지막 책이 될 수 있을 것이라 장담한다.

1등급 다이어트 2개월 실천법 ⑨

게으른 요리로 1등급으로 만들어라

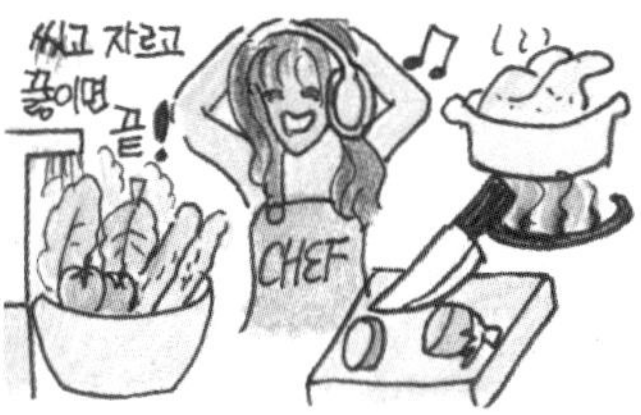

1개월의 1등급 다이어트를 끝내고 2개월 째 실천을 하다보면 색다른 변화를 원할 것이다. 사람은 누구나 변화를 두려워하면서도 변화하면서 쾌감을 느끼게 마련이다. 엄청난 근육질의 몸매로 이미지 변신을 했던 한 남성 연예인이 몸을 만드는 6개월간 닭가슴살만 먹어서 이젠 닭만 봐도 토할 것 같다고 했던 말이 생각난다. 따라서 2개월 차가 되면 색다른 시도를 통한 섭취의 다양성이 중요해진다.

1등급의 식재료는 한정되어 있지만 그 식재료를 어떠한 방식으로 조합하느냐에 따라 새로운 메뉴가 창조된다. 또 가끔은 양을 제한한 2등급 음식의 식재료를 살짝 사용함으로써 질리지 않는 다이어트를 이어갈 수도 있다. 그래서 필자는 항상 다이어트의 끝은 요리에 있다는 말을 한다. 요리사가 되라는 말은 아니다. 나 또한 요리에는 재능이 없으니까. 솔직히 요리보다 나는 먹는 것이 더 행복하다. 하지만 나같은 재능 없는 주부들도 할 수 있는 요리들이 1등급 다이어트에는 먹힌다.

상상해보자. 우리가 살찌는 음식이라고 생각하는 음식들 서너 가지를 뽑는다면 대부분 치킨, 피자, 과자, 빵 등을 생각해낸다. 어떻게 만드는가? 닭을 사서 쪼개어 둔 후 맛을 첨가하여 시즈닝을 하고 간이 배도록 일정 시간 숙성한 후 밀가루나 전분 옷을 발라 바삭하게 튀긴다. 양념치킨의 경우 물엿, 기름, 전분, 설탕 또는 액상과당, 간장을 넣어 소스를 만든 후 튀겨낸 치킨을 넣어 버무린다. 요리과정이 결코 쉽지 않다.

피자는 어떠한가? 밀가루를 반죽하여 납작하게 빚고 그 위에 각종 재료들을 토핑하여 올린다. 최근에 양념 불고기나 가공통조림에 들어있는 각종 재료들, 햄과 같은 가공육까지 더하고 가공 치즈와 마요네즈를 듬뿍 얹어 오븐에 굽는다. 그 위에 다시 크러스트 치즈를 뿌린다. 결코 쉬운 과정이 아니다.

과자와 빵 또한 목적에 맞게끔 반죽한 밀가루에 이스트나 베이킹파우더를 넣고 설탕이나 꿀, 또는 오일이나 버터, 마가린을 넣어 반죽한 후 모양틀에 넣어 구워낸다. 이를 다시 한 번 기름에 튀기기도 하고 튀겨낸 후 고운 입자로 맛과 멋을 자랑하는 슈거 파우더를 뿌리기도 한다. 어떤 빵은 속을 채워 넣는 과정까지 포함된다. 과연 쉬울까? 결코 쉽지 않다.

우리가 살찌는 음식이라고 말하는 음식들의 특징은 어떠한가? 모두 요리 과정이 복잡하다. 왜냐하면 먹어도 계속 먹게 만드는 설탕, 밀가루, 트랜스지방 3가지의 중독재료의 맛을 최고로 살리기 위해서는 많은 시간과 준비, 노력이 필요하기 때문이다. 결코 이들은 1등급이 될 수 없다. 거꾸로 말하면 1등급 음식은 요리 자체가 너무 간단하다. 주로 X등급으로 표기한 살찌는 음식들처럼 섞고 반죽하고 튀기고 뿌리고 버무리는 과정이 하나도 없다. 그저 사오고 씻고 썰고 끓이는 것이 전부이다.

최근 요리하는 남성들이 인기다. 과거엔 터부시되어왔던 남성들의 요리가 이젠 각광을 받으면서 취미로 요리를 즐기는 남성들이 많아졌다. 자취 생활을 하며 가공식품과 배달음식으로 끼니를 때우던 한 남성은 요리를 배우면서 삶이 달라지기 시작하였다. 라면을 끓여먹으며 TV를 보던 한적한 주말 오후, 우연히 남자들에게 요리를 가르치는 프로그램을 보게 된 것이다.

라면, 자장면, 김치찌개에 질렸던 그는 '나도 저 정도는 따라 할 수 있을 것 같다.' 는 생각을 처음 하기 시작하였고, 강아지 사료를 사러 나간 마트에서 우연히 방송에서 보았던 새우요리를 한 번 해 먹어볼까 하는 생각이 들었다고 한다.

핸드폰을 뒤져 식재료로 새우와 마늘, 양파, 올리브유, 월계수 잎을 구입하여 스페인새우요리에 도전을 시작한다. 레시피를 보고 따라해 보니 사먹는 음식보다 훌륭한 음식을 만들어낸 자신이 대견스럽게 느껴지기 시작했고, 그 이후 조금씩 틈날 때마다 스스로 요리를 시작하였다.

몇 차례 시행착오를 거치며 요리에 들어가는 기름의 양, 설탕의 양을 실제로 파악할 수 있었고 식재료에서 느껴지는 다양한 맛을 위해 굽기야 관자와 조개, 소고기의 다양한 부위를 스테이크로 요리하는 도전에 이르게 된 것이다. 그는 이렇게 말한다. "요리를 하면서 가장 먼저 바뀐 것은 음식에 들어가는 식재료 하나하나를 보면서 내 몸을 만들어간다는 자부심이었다." 그는 그렇게 점차 가공식품을 끊고 요리를 통한 다양한 식재료들을 미식하면서 3개월 동안 큰 노력 없이도 체중 5kg이 빠졌다.

나는 상차림을 계획할 때엔 노란 파프리카, 빨간 파프리카와 초록 오이를 썰고 싱싱한 상추와 깻잎을 화려한 접시에 풍성하게 담아둔다. 그리고 질 좋은 고기를 사다 접시에 옮겨두고 냉동 새우와 생물오징어를 꺼내어 새송이 버섯과 팽이, 양송이버섯, 가지, 양파, 마늘을 썰어 함께 세팅을 한다. 가끔씩 좀 더 신경 써야 하는 자리이면 두부 한 모를 데쳐서 김치와 함께 두부김치로 접시에 담아낸다. 그 이상의 만찬이 어디 있겠는가? 어쩌면 앞서 요리를 즐기기 시작한 남성보다 요리 실력은 떨어질지도 모르겠다. 하지만, 요리를 한 것이다. 남들은 이것을 보고 게으른 요리라고 하지만, 이런 게으른 요리를 하면서 행복한 미식을 하고, 또 1등급 몸을 만든 나를 누가 비난하겠는가? 이왕 한 번 먹는 거 갖은 양념 다 넣어 조리고 튀겨 찐하게 먹자던 그 누군가의 다이어트로 겨우 평균 몸을 만드는 데서 만족할 것인가? 그게 평균과 1등급의 차이이다.

1등급 다이어트 2개월 실천법 ⑩

상상스트레스가 지방을 키운다

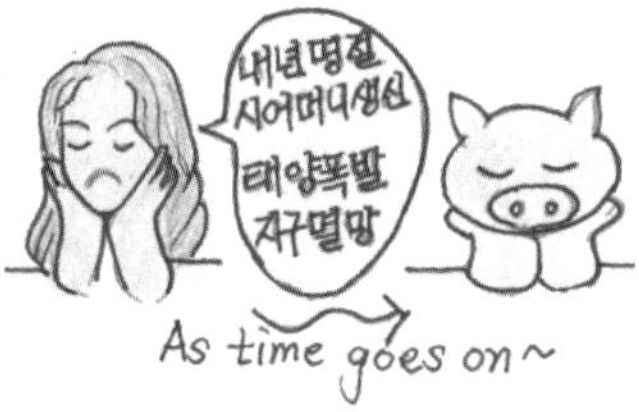

많은 사람들이 쉽게 말한다. "저 스트레스 받아서 살쪘어요." 스트레스가 비만과 연결됨을 몸으로 체험한 한국인은 아마도 90% 이상일 것이다. "어떤 사람은 스트레스를 받으면 살이 찌고, 어떤 사람은 스트레스를 받아도 살이 안 찌고, 불공평한 것 아닌가요?"란 질문을 받는다. 스트레스를 받았을 때엔 스트레스호르몬인 코르티솔이 분비되는 과정 중 뇌의 리워드시스템을 건드려 식욕상승이 유발된다. 원래 이것이 정상이다.

그런데 스트레스를 받아도 살이 잘 안 찌는 사람이 있다면? 유형은 두 가지이다.

첫째는, 스트레스를 조절할 줄 아는 개인적인 노하우가 있는 사람이고, 이를 좀 어렵게 말하면 리워드 체계가 잘 구축된 사람이라고 말한다.

두 번째 유형은, 스트레스를 받고 스트레스를 해소할 방법도 없는데 식욕마저 없는 유형이다. 이 유형은 정말 무서운 우울증이다. 정상적인 뇌의 반응이라면 스트레스를 받고 즐거운 포상으로 즐길 거리가 없는 경우 대부분 식욕이 증가하고, 그래서 먹고 또 살이 찐다. 그런데 아무런 반응이 없다면 우리가 생각하는 것보다 더 심각한 우울증을 앓고 있는 상태인 것이다. 그러니 스트레스 받아서 살을 찌운 우리들은 아직 정상이다.

스트레스를 받을 때 먹는 음식이 설탕, 밀가루, 트랜스지방 같은 3가지의 중독음식이라면 뇌의 리워드시스템이 병적으로 움직이는 중독에 빠질 수 있다. 하지만 즐거움을 탐하려고 노력하는 중독보다 즐거움 자체에 대한 니즈가 없는 우울은 더 심각할 수도 있다. 그러니 스트레스로 식욕이 증가하는 자신을 책망하지 말고 앞으론 스트레스 자체를 줄이거나 스트레스의 본질을 명확히 규정해 보도록 하자.

스트레스란 어떤 것일까? 현대를 사는 우리들이 겪는 스트레스는 구석기 인류의 그것과는 너무 다르다. 그 옛날 시절의 스트레스는 사자가 달려와서 우리를 잡아먹으려고 으르렁 대는 것이 스트레스였다. 설마 그 순간에도 사자를 보며 "우와, 사자야. 잠깐만, 너 보니까 단 것 당긴다."라는 생각을 할 수 있을까? 전혀 그렇지 않다.

아드레날린이 분비되고 온몸이 긴장되면서 혈관을 수축시킨다. 심장박동은 빨라지고, 몸속에 있는 모든 에너지를 최대한 효율적으로 가동하여 사자로부터 생존하기 위해 안간 힘을 쓸 것이다. 그러면서 우리는 그때 분비되는 적절양의 스트레스호르몬인 코르티솔로 염증과 바이러스를 막고 면역을 높이며 에너지를 더 효율적으로 소비하면서 인체 또한 건강하고 날씬해 질 수 있다. 이 정도의 스트레스는 아주 좋은 것이다. 그러나 스트레스 과잉이 문제다. 스트레스호르몬인 코르티솔이 과잉 분비되면서 식욕이 상승된다. HSD(hydroxysteroid dehydrogenase, 지방저장효소)의 활성화로 이미 사용 임무를 끝낸 코르티솔이 다시 활성화되어 먹지 않아도 복부 지방을 증가시키는 짜증나는 현실이 진행된다. 먹어서 살이 찌는 건 억울하지 않은데, 먹지 않아도 살이 찐다니 정말 억울하지 않은가?

이 상황은 마치 스테로이드의 과다복용으로 생기는 쿠싱 증후군과 유사하다. 스테로이드는 항염효과가 커서 염증을 줄이고 통증을 줄이기 위해 사용된다. 스테로이드는 바로 항염효과가 뛰어난 코르티솔에 착안해 만들어진 인공적인 스트레스호르몬인 것이다. 지속적으로 사용하면 스트레스를 과도하게 받은 사람들처럼 동일한 3가지의 특징적인 증상이 나타난다. 달덩이 얼굴, 서양 소 같은 목뒤 살, 복부비만이 그것이다.

스트레스의 상황이 이렇게까지 인체에 나쁜 영향을 줄 수 있다는 사실이 믿기지 않겠지만, 그게 바로 인체다. 만일 스트레스가 약 6개월 이상 지속된 극도의 스트레스 상황이 되면 어떻게 될까? 스트레스호르몬 코르티솔이 과잉 생산되다가 결국 더 이상 분비되지 않는 고갈 상태가 된다. 이 상태가 되면 인체는 정말 위험해진다. 항염효과를 발휘해 주던 코르티솔이 전부 소진되면서 인체의 면역력은 크게 저하된다. 탈모가 생기고 알 수 없는 알레르기로 피부질환이 생기며 각종 염증에 시달리게 된다. 이때는 살찐 것만을 운운할 상황이 아니다. 건강의 최악의 상황까지 도달할 수도 있는 것이다. 무섭지 않은가? 이를 '만성피로증후군' 이라고 하는데 한국인들은 자신은 물론 엄마, 아빠, 친구, 남편, 선배가 다 겪는 간단한 피로현상으로 여긴다. 결코 쉽게 내뱉을 만큼 가벼운 상황이 아니다.

최근에는 스트레스가 건강과 비만에 주는 밀접한 영향에 대해 많은 연구가 진행되고 있다. 다이어트를 위해, 나아가서는 건강한 삶을 위해 스트레스를 조절하는 지혜가 필요하다.

다음은, 스트레스의 본질에 대해 언급해보자.

스트레스를 연구하는 사람들은 스트레스를 유트레스와 디스트레스로 구분한다. 유트레스는 유익한 스트레스이다. 미래의 긍정적인 발전을 위해 치룰 수 있는 스트레스들이 이에 포함된다. 디스트레스는 나의 미래, 나의 발전에 전혀 도움이 되지 않는 나쁜 스트레스를 말한다.

디스트레스 중 많은 부분을 상상스트레스가 차지한다. 상상스트레스란 필자가 만든 표현으로 일어나지도 않은 일, 일어나지 않을 수도 있는 일들에 스트레스를 받는 것을 말한다. 남자친구가 화나면 어떻게 하지? 시어머님이 뭐라시면 어떻게 하지? 내일 천둥이 쳐서 옷이 젖으면 어떻게 하지? 불안한 자신을 느낄 때엔 상상스트레스가 아닌지 재빨리 판단해야 한다. 상상스트레스를 구분하는 간단한 기준이 있다.

'지금 내가 이 문제를 고민한다고 해서 과연 이 문제가 해결될까?'

'Yes.' 라는 대답이 나오면 그것은 상상스트레스가 아니다. 최대한 빨리 다른 사람의 도움을 구해서라도 스트레스가 되는 문제를 해결하라. 스트레스에 노출되는 시간이 짧을수록 살찌지 않는다. 반대로 'No.' 라는 대답이 나오는가? 그렇다면 그건 상상스트레스가 맞다. 해결하려고 노력할 필요조차 없다. 그저 자신에게 이렇게 반복하라. "스트레스 받고 몸 버리고 살찔 필요 있는가? 내 몸뚱이가 얼마나 소중한데."

세 번을 복창하라. 이것이 바로 1등급들이 살찌지 않는 또 하나의 비결이다.

1등급 다이어트 2개월 실천법 11

어금니에 끼는 전분 탄수화물을 빼라

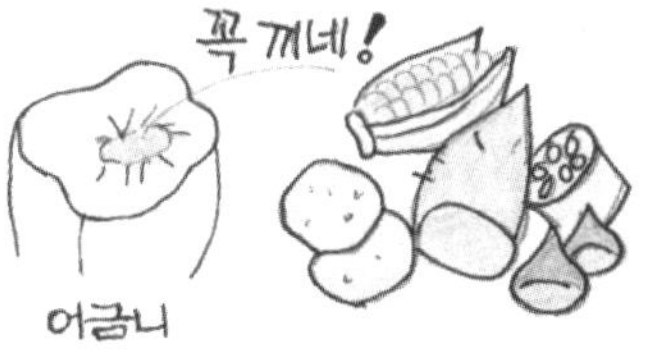

우리가 중고등학교 교육과정을 통해서 숱하게 배워왔던 3대 영양소에는 탄수화물, 지방, 단백질이 있다. 섭취 시 몸에서 에너지를 내어줄 수 있는 영양소다. 이들의 열량을 비교하면 탄수화물과 단백질은 1g당 4kcal, 지방은 1g당 9kcal이니 당연히 열량이 높은 지방의 섭취를 줄이는 것이 표면적으로는 맞다. 하지만 표면적인 열량만 맞추어 음식을 섭취하는 것이 진리는 아니다. 인체는 단순한 칼로리들의 조합이 아니다. 사람의 몸은 과학적이라 가장 열량이 높은 지방 중에서도 우리가 꼭 먹어주어야 하는 혈관 청소부 오메가 3가 있고, 포화지방이라지만 에너지가 잘 타도록 만들어주는 중쇄사슬지방산들이 있다.

탄수화물의 종류도 갖가지이다. 몸에 저장되지 않고 장을 통해 배출되는 식이섬유가 있고, 생명유지를 위해 간과 근육에 글리코겐으로 보관되어야 하는 포도당이 있다.

우리의 인체는 작은 반응에도 대답을 한다. 이를 신진대사 적응으로 이해하면 쉽다. 음식을 먹든, 몸을 움직이든, 스트레스를 받든, 하나의 반응에 대해서도 각종 호르몬과 신경전달물질들이 변화하여 신진대사 적응을 시작한다. 그러니 이러한 호르몬과 신경전달물질이 에너지가 잘 타는 몸으로 움직여지기 위해 슬쩍슬쩍 몸을 달래가면서 살빼기를 하지 않으면 안 된다. 요요는 바로 이런 화난 인체의 무서운 대답이다.

다이어트를 할 때 중요한 것은 우리의 몸이 무서운 대답을 일으키지 않기 위해 신진대사가 살찌는 방향으로 움직이는 것을 막는 일이다.

그 중에 꼭 실천해야 할 첫째가 탄수화물을 줄이는 것이다. 탄수화물에는 건강에 유익한 탄수화물들이 많다. 하지만 건강한 탄수화물도 과잉 섭취 시에는 살찌는 호르몬을 자극하여 지방세포 안으로 쌓이기 시작한다. 그럼 어떻게 조절해야 할까?

보통 탄수화물이라고 말하면 빵과 밥을 떠올린다. 전 세계 어디를 가든지 항상 주식은 탄수화물이다. 빵에 고기와 양배추를 끼워 먹든, 밥에 장조림과 김치를 얹어 먹든, 식생활의 반 이상은 탄수화물이 차지해 왔다. 많은 연구 결과를 통해 체중감소를 위해서는 저지방 식사법보다 저탄수화물 식사법이 훨씬 유리하다는 인식이 많아지면서 사람들은 그들의 주식이었던 탄수화물을 줄이기에 급급하다.

밥의 양을 줄이고, 햄버거의 빵 한 면을 덜어낸다. 눈에 보이는 주식을 줄이는 것이다. 하지만, 그들의 모순 한 가지가 눈에 띈다. 밥의 양을 줄이는 대신 찐 고구마를 한 개 늘려 먹고, 햄버거나 머핀의 한 면을 줄이는 대신 감자샐러드와 감자튀김을 늘리면서 탄수화물을 줄였는데도 살이 잘 빠지지 않는다고 말한다.

왜 그럴까? 이것은 밥과 밀가루는 곡류이고, 감자와 고구마는 야채라는 인식 때문인데 이는 사회적으로 정한 하나의 약속된 분류일 뿐이다. 실제로 섭취 후 몸속에 들어가면 감자, 고구마, 옥수수는 모두 밥, 밀가루와 동일한 과정으로 대사된다. 감자, 고구마, 옥수수의 포도당은 인슐린에 의해 식사 시 올라간 혈당을 더 크게 상승시켜주고, 야채에도 포함될 수 있는 과당은 모두 간에서 중성지방으로 쉽게 쌓일 수 있다. 우리가 밥을 줄이고 고구마 먹고 감자 먹으며 '탄수화물을 줄였다' 고 하는 것은 체중감소를 위한 헛된 수고일 뿐이다.

필자는 이렇게 야채로 분류되어 있지만, 인체 내 흡수되면 결국 밥, 빵과 같은 일반적인 주식과 같은 과정으로 대사될 수 있는 것을 '전분성 야채' 라고 부른다. 전분성 야채를 분류하기 위한 도구로 가장 확실한 것은 '어금니' 이다. 밥과 빵을 어금니로 씹으면 어금니 안에 질척한 전분이 남는다. 익혀 먹는 감자, 고구마, 옥수수, 연근, 토란은 어떠한가? 모두 어금니에 질척하게 끼일 수 있는 전분성 야채이다. 시금치, 쑥갓, 샐러리는 치아 사이에만 끼는 섬유소가 많을 뿐 어금니에 질척하게 끼는 성분이 없다.

아마도 직접 음식별 영양성분을 검색해보면 혼동되는 내용들이 많을 것이다. 탄수화물이라고 표기되어 있지만, 탄수화물에는 당질 외에도 식이섬유가 포함되어 있기 때문에 무조건 탄수화물이 높다고 꺼리기에는 식이섬유가 많은 음식들도 있다.

현재 한국에서 회자되고 있는 음식에 대한 정보나 기사들은 외국의 논문들을 바탕으로 한다. 음식은 지역마다 토양과 기후, 햇빛 등의 외부 환경에 따라 큰 차이가 난다. 고구마는 세계적으로 다이어트에 아주 좋은 음식으로 통하지만 한국의 고구마는 형편이 다르다. 포도당, 과당이 너무 많다. 얼마 전 영국에서 출장 차 내원하셨던 한 분이 이런 말씀을 하셨다.

"선생님, 영국에서는 당근과 고구마를 블라인드테스트를 해도 맛의 구분이 안 가요. 그런데 한국 와서 고구마를 먹어보고 너무 놀랐어요. 어떻게 이렇게 달 수 있을까? 달아서 좋은 느낌보다는 기존에 영국에서 익숙했던 고구마와 단맛의 격차가 너무 크니 오히려 거부감이 들어서 잘 먹지 못하겠어요."

사실이다. 우리의 어린 시절에는 고구마는 그저 감자보다 살짝 단맛이 느껴지는 정도의 향토음식이었다. 하지만 사람들이 점차 단맛을 원하고 달지 않으면 먹지 않으니, 지금은 최상의 단맛을 확보하기 위해 생산자들이 단맛 경쟁을 벌인다. '당도 보증', '꿀 폭발', '꿀 질질' 등의 살아있는 단맛을 생생하게 표현하기 위한 광고문구도 현란하다. 가공식품에 단맛 폭발이라는 문구를 붙이면 그만큼 가공된 첨가물을 많이 주입했다는 느낌으로 건강에 나쁠 것 같지만, 자연식품의 단맛 폭발이라는 문구는 건강하니 즐겨도 된다는 안도감을 심어준다. 경험적으로도 체중감량 기간 동안 이러한 전분성 야채를 즐겨먹는 사람들은 주전부리를 줄이고 음식의 양 자체를 조절한 경우라도 체중감소가 더디다.

오늘부터 당장 탄수화물이 많은 음식들을 공부하여 줄여보겠다고 결심한 사람들이 있는가? 일단 우리의 어금니를 믿는 것이 가장 중요하다. 인터넷에 떠도는 정보를 검색하여 잘못된 정보를 확신으로 여기고 실천하는 것은 절대 권하지 않는다. 우리의 목표는 평균 몸을 만드는 것이 아닌 1등급, 차별화 전략이다. 이러한 전분성 야채는 1등급 체중을 만들어 두고 나서 한 끼 정도 미식으로 대체해도 충분하다.

1등급 다이어트 2개월 실천법 ⑫

마른반찬은 비만반찬이다

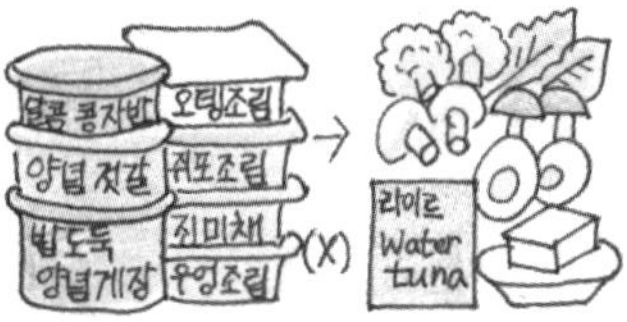

혼자 사는 자취생도, 가족과 함께 식사를 하는 그 누구도, 대한민국 국민이라면 밥 한 공기만 갖추어 한 끼를 뚝딱 해치우게 해 주는 반찬들이 있다. 바로 '마른반찬' 이다. 바쁜 워킹맘, 라면과 배달음식에 질린 자취생, 아이와 아내를 멀리 유학 보낸 기러기 아빠까지 밥만 해 두면 한 끼 든든한 식사가 가능하게 해 준다. 최근에는 즉석밥 또한 다양하게 만들어져 선택할 수 있으니 굳이 밥을 안 해도 레인지 2분, 뚜껑 팍팍 열어 맛있는 한 상 차림이 가능하다.

솔직히 말해서 필자는 이 마른반찬을 전혀 섭취하지 않는다. 라면이나 자장면과 탕수육 세트를 먹는 패스트푸드보다는 상대적으로 나을 수 있다. 그러나 시간여유가 있다면 굳이 섭취하지 않는 것이 좋다. 그게 마른반찬에 대한 필자의 견해이다.

햇반 쌀밥, 진미채무침, 우엉조림, 무말랭이무침, 장조림, 황태포무침, 명란젓, 다시마튀각으로 식사를 한다고 가정해보자. 이런 한 끼의 대표영양을 사람들은 오징어, 우엉, 무, 홍두깨살, 황태, 명태알, 다시마라는 원재료의 영양으로만 단정지어 평가한다. 장조림을 위한 홍두깨살과 명란젓을 위한 명태알이 들어가니 단백질도 제법 갖추어졌고 건강에 유익한 해조류 다시마와 식이섬유가 가득한 우엉과 무말랭이도 들어간다. 거기에 밀가루가 아닌 쌀이다. 더없이 좋은 한 끼 식사로 판단할 수도 있다. 하지만 굳이 필자가 마른반찬을 언급하는 이유는 1등급을 위해서는 남들이 범접하지 않는 까칠한 부분까지 조절하여 속속들이 영양만 빼 먹기 위함이다.

마른반찬들은 조리되지 않은 천연의 재료들을 그저 익히거나 또는 생으로 섭취하는 것이 아니다. 무엇이든 밥과의 조화를 고려해서 밥 한 술에 반찬 한 입 물었을 때 맛이 좋게 만들어졌다. 그러니 숨어있는 칼로리가 만만치 않다. 몸에 좋다던 식초를 사용하려면 설탕의 추가 사용은 불가피하다. 건강을 위해 발효된 매실청을 사용한다고 하지만 매실청 외에도 설탕, 물엿, 올리고당 등 넣을 수 있는 단맛은 총동원한다. 때로는 생산원가를 낮추기 위하여 음료시장의 황제인 액상과당을 반찬이나 양념 소스로 활용하기도 한다. 그러니 궁극의 단맛, 짠맛, 기름 맛으로 경쟁하는 각종 외식업체들이 즐비해도 아직까지 마른반찬은 생존력은 강하다. 사람들에게는 라면보다 좋고 자장면 탕수육보다 건강한 집밥의 느낌으로 친숙하게 남아있기 때문이다.

어느 동네를 지나든 인기 있는 반찬가게들이 하나씩 있다. 이미 식품산업을 함께 이끌고 있는 대기업에서도 마른반찬의 브랜드화 전쟁이 시작된 지 오래다. 장조림, 메추리알, 진미채무침, 무말랭이, 젓갈류, 마늘쫑, 양념게장, 멸치볶음, 알감자조림, 연근조림, 우엉조림, 단무지무침, 양파초절임, 고추찹쌀무침. 수많은 마른반찬들이 설탕, 액상과당, 물엿, 간장, 소금, 식초, 기름을 첨가하여 건강했던 원재료에 보이지 않게 투입된다. 우리는 느끼지 못하지만 숨어있는 칼로리가 되어 우리의 식욕을 자극하고 우리의 밥 한 술을 더 먹게 만든다. 달고 짜고 맵게 만들기 위해 설탕과 소금과 고추장과 기름을 섞어 당과 지방의 숨어있는 칼로리가 더해지는 것이다.

또한 냉장고 또는 실온의 장기보관과 편의성을 목적으로 식품첨가물과 방부제가 들어간다. 물론 첨가물이 무조건 나쁜 것만은 아니다. 무조건 첨가물이 나쁘다고 비판한다면 우리는 모두 집 앞 뜰에 오이와 상추를 심어야 하고 뒤뜰에 소 돼지를 사육하며 닭이 낳아주는 계란을 받아먹으며 살아야 한다. 아내이든 남편이든 소 돼지를 먹기 좋게 정육하는 방법까지 배워야 할 것이다.

바쁜 현대인들에게 식품첨가물의 적절한 사용은 오히려 편리함 이상의 장점도 있다. 대신 과잉되지 않는 적절한 사용을 위해 식약처에서 식품첨가물의 허용기준을 지키도록 권장한다. 하지만 지금까지 필자가 경험했던 대부분의 살찐 사람들은 마른반찬을 한꺼번에 상당량 섭취한다. 밥 한 술에 한 젓가락이 아닌, 한 끼에 한 통을 섭취한다. 밥도둑이라는 말이 나올 만큼 햇반 한 통을 더 뜨는 경우도 허다하다. 입에서는 달고 짜고 매운 맛이 식욕을 돋우니 밥의 양을 늘려야 조화롭게 먹을 수 있기 때문이다. 이렇게 세 끼, 이렇게 일주일 스물 한 끼가 쌓여진다면 꽤 많은 양이 된다. 마른반찬에 한 번 맛들인 사람들은 주말 저녁이면 마른반찬 몇 팩을 한꺼번에 구입해서 냉장고에 쌓아두고 일주일 반찬 걱정을 덜기도 한다. 라면 대신 밥을 먹었다고 안심하지만, 체중이 더 빠지지는 않는다. 물엿이나 설탕, 액상과당이 많이 들어 있다면 건강도 호전되지는 않을 것이다. 더구나 짜고 매운 맛은 위를 쉴 새 없이 자극한다. 트랜스지방이 덜 해도 설탕, 액상과당의 유해성이 높고, 간장, 소금의 염분 농도가 더 짙다.

필자는 마른반찬에 대해 이렇게 원칙을 세워준다. 첫째, 내 돈 주고 사 먹지 말 것. 둘째, 부모님이나 주변 사람들이 챙겨주면 설탕 대신 양파를 넣거나 올리고당을 줄여 조리해 달라 부탁드리며 점심까지만 젓가락으로 소량씩 먹을 것. 셋째, 저녁 식후 후식 및 과식 방지를 위하여 저녁식사에는 섭취하지 말 것. 넷째, 마른반찬 외 다른 1등급 음식이 없는 한 어떠한 마른반찬도 먹지 않을 것을 권유한다.

자, 이제 몇 가지의 카테고리를 나누어 마른반찬을 분석해 보자.

❶ 간장 + 설탕(물엿)

간장게장, 새우장, 장조림, 메추리알조림

주로 단백질을 달콤 짭짤하게 먹도록 만든 반찬이다. 고기의 누린 내나 해물의 비린 맛을 줄이기 위해 간장과 설탕을 다량 사용하여 맛을 가미한다. 간장게장이나 새우장의 경우 다시마와 표고 · 과일 · 양파 · 간장 등을 함께 끓여내어 매실청을 사용하여 만들어내기도 하지만 기본적으로 당류가 들어가는 단점은 게와 새우를 그냥 쪄서 먹기보다 결코 장점이 될 수 없다.

❷ 고추장(간장) + 물엿 + 설탕 + 간장 + 기름

진미채무침, 어묵볶음, 멸치볶음, 연근조림, 우엉조림, 땅콩견과류조림

마른반찬 중 가장 인기 있는 음식들이다. 씹는 식감이 크기 때문이다. 특히 다이어트 중 먹는 양이 줄어들면 그저 씹을수록 행복이 더해진다. 기름을 두르고 난 후 재료와 양념을 섞어서 손으로 버무린 후 슬슬 볶으며 조리하면 완성된다. 대부분 표면의 끈기를 유지하기 위하여 물엿을 많이 사용한다. 김밥에도 항상 들어가는 우엉조림과 아이들의 변비를 해소하기 위해서 자주 만드는 연근조림 또한 이에 해당된다.

❸ 식초 + 설탕 + 간장

양파초절임, 오이절임, 마늘간장, 고추절임, 양배추절임

주로 젊은이들은 고기집의 밑반찬으로 즐기는 음식들이지만 많은 사람들이 마늘과 양파를 쉽게 자주 섭취하기 위해 충분한 양을 만들어 반찬으로 즐기기도 한다. 주로 야채로 먹을 수 있으면서 양념의 주재료로도 사용되는 양파와 오이와 마늘과 고추를 간장·설탕·식초에 재운다. 식초에 조리하면 신진대사를 더해주면서 살균작용을 해 준다. 하지만 식초가 들어가는 음식에는 대부분 설탕이 1:1의 비율로 들어간다. 식초의 효능이 아무리 좋다 해도 먹기 위해 양념된 음식에는 설탕 없이 식초만 사용되는 경우가 드물다. 새콤함은 달콤함이 동반될 때 만족감이 크기 때문이다. 대부분의 식초음료의 라벨을 보면 한 구석에 액상과당과 결정과당, 유기농 설탕 등이 자그맣게 쓰여 있는 이유도 이 때문이다. 따라서 신선한 야채를 매번 구입하기 힘든 고기 전문점이나 음식점에서는 이런 야채를 식초 · 설탕 · 간장에 재워 야채의 구색을 맞추어주는 것이다.

이처럼 마른반찬에는 숨어있는 칼로리가 수없이 내재되어 있다. 결국 슬로우 푸드를 가장한, 양념과 첨가물이 가득한 음식임을 알아야 한다. 1등급 체중을 만들기 위해서는 이런 양념을 최대한 배제한 건강한 마른반찬을 활용하거나, 아예 내 것이 아닌 양 선택하지 않기를 권한다.

못된 척 했던 포도당 VS 착한 척 하는 과당

탄수화물의 대사에 있어서 인슐린의 작용을 들어본 적이 있을 것이다. 다이어트를 해 본 사람들이라면 혈당지수, 즉 GI지수(Glycemic Index)에 예민해진다. 혈당지수가 낮으면 무조건 좋고, 혈당지수가 높으면 무조건 살찌고 안 좋은 것이라고 판단한다.

일단 많은 분들에게 질문해 보고 싶다.

포도당과 과당, 과연 어떤 것이 우리 몸에 더 나을까? 둘 중 절대로 결코 없어서는 안 되는 것이 무엇일까? 이 질문에 답변을 하다보면 내가 무엇을 착각 했는지, 또 내가 무엇을 가려 먹어야 하는 건지 좀 더 정확히 알 수 있을 것이다. 차근차근 단계를 밟아가면서 이해해보도록 하자.

사람의 뇌와 신경, 근육, 신체가 움직이는 모든 반응은 포도당을 기본으로 한다. 사람이 몸을 움직이기 위해 근육을 쓰고, 시험을 보기 위해 뇌를 사용한다. 특정한 일의 해결을 위해 고민을 하기도 한다. 이때 사용되는 모든 에너지원은 포도당이다.

다음, 인슐린이라는 것을 들어보았을 것이다. 탄수화물을 많이 먹고 혈당이 너무 올라가면 인슐린이 과잉 분비되어 내가 먹은 탄수화물이 지방으로 쌓일 수 있다는 것을 감안하여 '저인슐린 다이어트'가 각광을 받았다. 지방섭취만이 내 몸 군살이라고 여겼던 사람들의 뇌에, 저인슐린 다이어트는 배운 자만이 얻을 수 있는 최고의 이론으로 인식되었다. 더구나 방송에서, 책에서 혈당지수를 언급하며 탄수화물 섭취에도 주의가 필요하다고 경고하는 수많은 정보를 접했다. 다이어트를 하는 사람들에게 있어 혈당지수의 중요성은 뇌에 더 강하게 각인되어 왔다. 하지만, 중요한 것은 혈당지수라는 것이 무엇인지 좀 더 정확히 알아야 한다는 것이다. 혈당지수를 이용하되, 저인슐린 다이어트 이론의 장점만을 내 몸에 옮겨 적용할 수 있어야 한다.

혈당지수는 어떤 식품을 먹었을 때 혈당이 얼마나 빨리, 얼마나 많이 증가하였는지를 비교하여 산출된 지수이다. 이를 근거로 하여 백미보다는 현미가, 밀가루보다는 쌀이 혈당지수가 낮으니 혈당지수가 낮은 음식을 먹으라 한다. 혈당이 천천히 상승하게 되어 비교적 오랫동안 포만감이 유지되며 정상적인 혈당을 위해 조절되는 인슐린도 과잉분비 되지 않아, 비만이 될 가능성이 줄어든다는 것이다. 맞는 말이다. 사실 이 인슐린을 잘 활용하면 체중감소에 아주 좋은 결과를 얻는 것이 사실이다.

하지만, 혈당지수는 다시 강조하지만, 혈중 '포도당'을 근거로 수치화한 인덱스이다. 따라서 우리가 주목해야 할 것은 혈당을 올리지 않거나 상대적으로 크게 올리지 않기 때문에 살이 찌지 않는 것처럼 평가되고 있는 과당이다.

많은 사람들이 음식을 섭취하면서 칼로리만 따진다. 저인슐린 다이어트를 배운 사람은 혈당지수를 따지고, 그 안에서 칼로리가 상대적으로 낮은 음식을 따져서 섭취한다.

하지만, 여기서 하나 더 알아야 할 것이 바로 과당이다. 과당은 인슐린에 반응하지 않는다. 입에서 단맛을 느끼면서도 과당은 포도당이 아니기 때문에 혈중 포도당의 농도를 결코 상승시키지 않는다. 그러니 단맛을 좋아했지만 설탕과 꿀의 단맛을 저버려야 했던 많은 저인슐린 다이어트 신봉자들은 과당에 집착한다. 설탕에서 포도당을 분리한 결정과당(fruit sugar), 상대적으로 GI가 낮다던 아가베 시럽(아가베 열매의 전분 이눌린을 화학적 발효과정을 거친 인공 과당을 농축한 당), 액상과당(high fructose corn syrup)은 섭취를 해도 혈당이 거의 오르지 않거나, 오르더라도 설탕에 비해 혈당지수가 높지 않다. 이때문에 저인슐린 다이어트만 집착하는 사람들은 고개를 끄덕이며 자신의 이런 선택을 현명하다고 착각하는 것이다.

과연, 정말로 과당의 선택이 올바른 것인가?

사람이 포만감을 느끼게 되는 과정을 살펴보자.

음식을 섭취하면 혈당이 오르고, 혈중 포도당이 일정량 채워지면 뇌의 포만중추에 신호를 보내어 배부르다는 느낌을 갖도록 한다. 즉, 포도당은 포만감에 직접적인 영향을 주는 인자이다. 하지만 과당의 대사는 혈중 포도당과 무관하다. 혈당을 올리지 않는다. 먹어도 배부름을 느낄 수 없다. 과당을 섭취한 쥐들이 포만감을 느끼지 못하고 지속적인 섭취를 계속하는 실험은 심각한 과당의 문제점을 그대로 반영하고 있다. 더불어 과당은 지방을 키우는 역할을 톡톡히 해 준다. 비록 인슐린 대사와는 무관하지만, 빠른 속도로 간으로 대사되어 과잉 섭취하면 중성지방으로 변화하여 지방간을 만들고 비만을 일으킬 수 있다.

1등급 다이어트를 위해서는 이 포도당과 과당을 이해하는 한편, 꼭 짚고 넘어갈 단맛 두 가지가 있다. 바로 우리가 먹는 가공식품에 들어가는 설탕과 액상과당이다.

설탕은 앞서 설명한 포도당과 과당이 각각 50:50의 비율로 섞여있다. 액상과당은 옥수수를 원료로 한 옥수수 시럽을 효소 처리하여 설탕보다 단맛이 높게 만들어진다. 옥수수는 설탕의 원재료인 사탕수수에 비해 원가가 월등히 낮다. 하지만 단맛을 비교해 볼 때 옥수수의 당은 포도당과 맥아당으로 구성되기 때문에, 설탕에 비해 단맛이 현저히 떨어진다. 이 단점을 보완하고자 옥수수에 있는 포도당을 효소 처리하여 과당으로 변화시킨다. 과당을 설탕보다 높은 55%의 비율로, 심지어 90%의 비율로 높이기도 한다. 이것이 곧 기존의 설탕보다 단가는 줄이고 단맛을 높인 가공음료의 황제, 액상과당에 대한 스토리이다. 우리가 믿고 구입하는 '무설탕' 이라고 표기된 음료 또는 드레싱, 양념소스에 이 액상과당이 90% 이상 들어간다.

그림으로 보는 탄수화물 살찜이

음식 중 탄수화물이 든 음식을 섭취하면, 흡수되어 체내에서는 주로 포도당과 과당으로 분해된다.

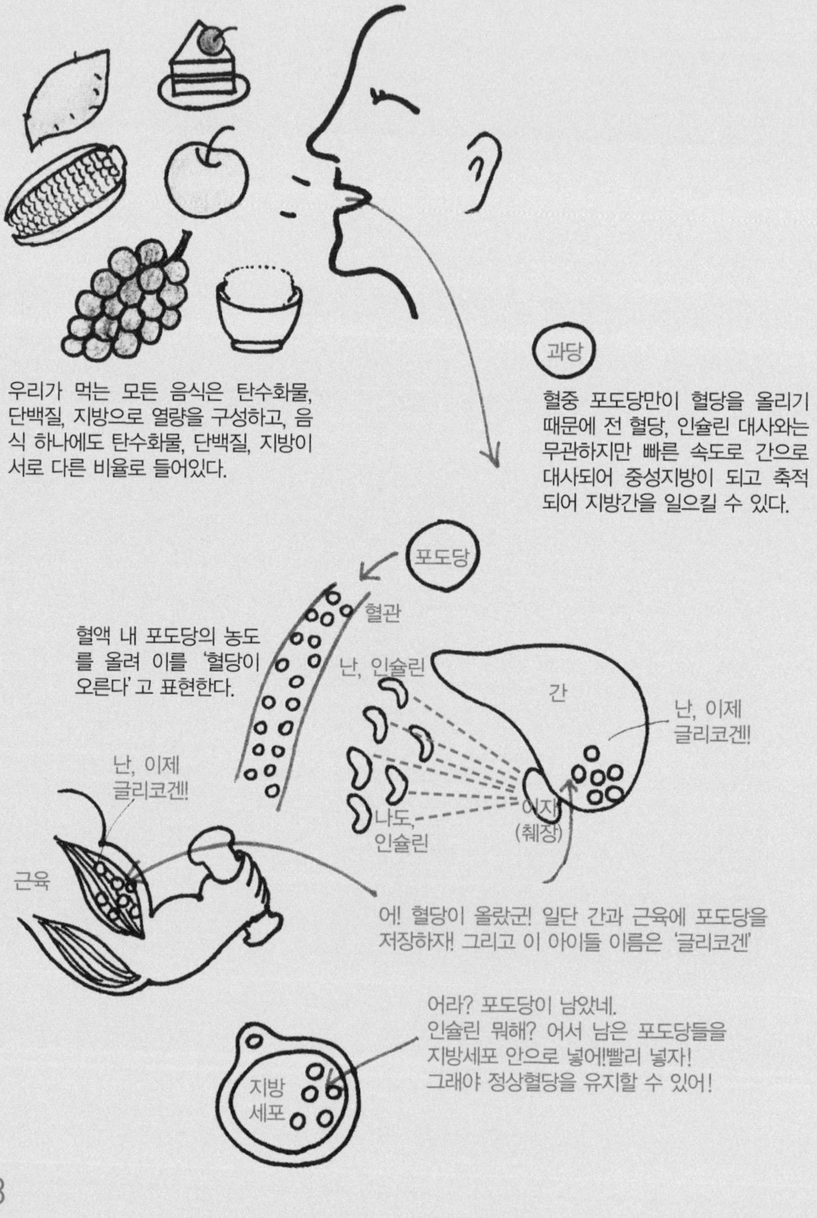

Part 4

1등급 다이어트 3개월

최종 목표: 1등급 체중의 회복탄력성

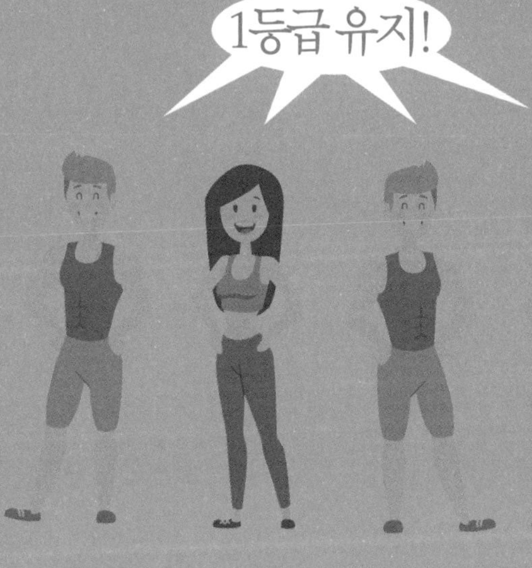

3개월

1등급 다이어트 3개월
최종 목표: 1등급 체중의 회복탄력성

필자는 1등급 다이어트의 최종 목표를 상위 4%를 만드는 1등급 몸으로 규정하고 있다. 다이어트는 성적과 공통점이 많다. 누구나 공부 잘하고 싶고, 누구나 날씬해지고 싶지만, 막상 맘먹고 잘 해 보기엔 유혹이 많다. 친구들과 놀고 심지어 방에서 뒹굴기만 해도 공부보다는 재미있다. 날씬한 몸이 좋기는 하지만, 당장 치즈가 톡톡 터지는 피자와 치킨을 먹는 순간의 쾌감은 다이어트를 위한 실천보다 훨씬 즐겁다. 따라서 1등급 성적을 거두는 학생, 1등급 몸을 만드는 사람들은 극소수인 것이다.

그런데 공부와 다이어트의 눈에 띄는 차이 딱 두 가지가 있다. 이 두 가지 차이점을 이해하면 공부보다 어려운 것이 다이어트임을, 그래서 대충했다가는 더 망쳐버리는 행동임을 이해하게 될 것이다.

첫째, 공부는 일정기간의 학습을 통해서 시험을 치르고 자격증을 얻을 수 있다. 그 자격증은 죽을 때까지 이 분야에 있어서는 1등급 수준임을 보여주는 유효한 상패가 된다. 하지만, 다이어트는 목표 체중을 도달하여도, 1등급 체중을 위하여 5%의 체중을 더 빼내도 가장 많이 뺀 그 궁극의 순간, '이젠 잠시 쉬어가자' 하며 다이어트를 놓아버리면 체중은 바로 불어나게 된다. 즉, '44사이즈 49kg'의 평생자격증을 부여하지 않는다는 것이다.

또 한 가지, 공부는 남을 이기면 1등급이 될 수 있다. 남들보다 시험을 잘 보고 남보다 상대적으로 좋은 성적을 얻어야 1등급을 만들 수 있다. 하지만 다이어트는 나를 이기는 끊임없는 훈련이다. 그렇지만 이러한 훈련도 결국은 습관이다. 자승 최강의 습관을 가진 자만이 상위 4% 1등급 몸을 만드는 것이다. 그 때문에 평생자격증이 없는 다이어트, 나를 이기는 훈련을 습관화하는 고독한 싸움에는 가이드가 필요하다. 1등급 다이어트 3개월은 바로 그런 것들에 관한 실천법이다.

바람이 있다면 1개월 또는 2개월의 실천법을 건너뛰고 단독으로 3개월 12가지만 실천하지 말 것을 권한다. 이미 건강한 몸과 날씬한 몸을 잘 유지하고 있는 여러분들도 있겠지만, 들어볼 만한 가치가 있는 필자의 이야기를 통해 1개월부터 순차적으로 12가지 실천법을 지속하거나, 2개월을 시작으로 2개월 12가지, 3개월 12가지를 꼼꼼히 실천하기를 지속한다면 남은 인생은 나이 먹으며 더 젊어지는 '꿀 이득'을 얻을 것이라 장담한다.

3개월 실천법의 큰 주제는 1등급 체중의 회복탄력성을 훈련하는 기간이다. 회복탄력성이란, 잠시 흐트러진 위기상황을 빨리 회복시키는 능력을 말한다. 여기서는 물론 2개월에서 달성한 5% 더 뺀 1등급 체중이 어떠한 위기상황에도 흔들리지 않고 재빨리 회복되도록 만들어주는 위기식단 관리까지 반복 암기할 것을 권유한다. 섭취, 소비, 스트레스 시스템 단 하나만으로는 빠질 수 없는 우리의 체중이 탄력적으로 1등급 체중으로 회복이 가능하도록 지혜로운 실천법과 조언을 줄 것이다.

물론 1등급 다이어트는 화장실 변기 옆, 침대 머리맡에 두고 어떤 페이지, 어떤 개월을 펼쳐 보아도 당신의 다이어트에 도움이 된다. 쉽게 읽고 누구나 고개를 끄덕이며 이해할 수 있는 일상의 글들과 설득할 만한 우리들의 사례들로 이루어져 있다. 그러나 어쩌다 책 한 장 훑어보는 것은 어쩌다 본 드라마 한 장면이 의미 없이 잊어지는 것과 같다.

당신이 이 책을 선택한 현명함을 삶으로 최적화하기 위해, 1등급이 되는 12가지 실천을 해당되는 기간에 맞게 표로 만들어 책상 앞에 부착하라. 그리고 핸드폰 메인 화면에 어쩌다 날씬하게 나온 추억의 사진 대신, 기간에 맞는 12가지 실천법을 써 넣기를 바란다. 당신이 누리지 못했던 수많은 행복들이 1등급 다이어트를 통해 많은 부분 완성될 것이라 믿어 의심치 않는다.

1등급 다이어트
3개월
실천법 1

일곱 분을 제외하고 모두 합격입니다

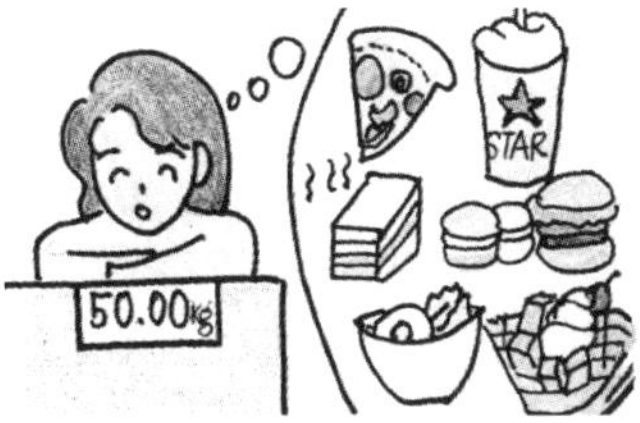

1등급 다이어트를 2개월 동안 잘 실천해 온 현재 당신은 1등급 체중, 1등급 몸매의 성적을 거두었을 것이다. 1등급 다이어트는 단순히 한 가지만 강조해서 얻어지는 거짓체중 만들기 다이어트가 아니다. 섭취, 칼로리 소비, 그리고 스트레스 조절이라는 트리플 3요소가 1등급 다이어트에 필수적인 실천들로 조화되어 있다. 따라서 정확히 그 실천을 이행했다면 분명 당신은 살찌지 않을만한 자신감이 생겼을 것이다. 그런데 살을 빼고 나면 한 몸에서 두 가지 마음이 나온다. 첫째, 지금까지 노력한 것이 아까워서라도 더 열심히 해야지, 물거품이 되어서는 안 된다는 생각이다. 둘째, 내가 살만 빼봐라, 살만 빼면 정말 이건 원 없이 먹고 싶다 하는 마음이다.

필자가 언급하고자 하는 것은 바로 둘째 마음, 마음 속 깊이 움트고 있거나, 아예 다이어트 시작점부터 은밀히 둘째 마음을 깊이 간직했던 불안한 일곱 사례를 짚어, 전원 합격을 위한 사전 모의 코멘트를 해 본다.

❶ 한달순 다이어트 방법

달콤함을 끼고 사는 한 여사. 밥 안 먹고 한 끼 거르는 대신 칼로리를 뒤져보며 스무디나 달달한 커피 음료를 식사대용으로 먹는다. 비교적 낮은 칼로리로 대체한 것이니 이 정도는 먹어도 된다고 합리화한다. 이 역시 3일만 반복되면 습관이 된다. 음료 한 잔으로 배부름 없이 끼니를 때우는 가벼운 착각에 잠시 기분은 좋아지지만, 그것은 내 뇌가 거짓작동한 일시적인 만족감이다.

한달순 여사님들의 공통된 특징이 있다. 다이어트로 날씬한 몸을 만든 후에도 단 한 번 과거 즐기던 달콤한 음료 한 잔을 먹으면 "Ready, que!"가 작동한다. 달콤한 음료에 대한 그 단서는 결국 며칠 후 다시 그 행동을 유발시키는 충분한 씨앗이 된다. 한 번이 두 번이 되면 그 다음부터 그 습관은 다시 내 것이 되며, 평생 1등급은 불가능하다. 분명 과거 평균에서만 맴도는 다이어트를 두세 번 이상 해 왔거나 반복된 요요를 거듭했을 것이다.

해결책: 천연의 음식에서 얻는 달콤함이 아니라면 철저히 피하고, 달콤함을 씹는 감칠맛과 고소함으로 대체하는 반복훈련을 더욱 강화하라. 달콤함은 바나나, 오렌지, 껍질째 먹는 사과와 같은 적당한 당도의 신선

한 과일을 갈아먹지 않고 직접 씹어 먹는 즐거움으로 대체하고, 씹어서 단맛과 고소함을 느낄 수 있는 팥과 병아리콩을 현미밥에 넣어서 섭취할 것을 권한다.

❷ 김떡순 다이어트 방법

난 적어도 빵은 입에 대지 않는다는 사람들의 가방을 뒤져보면 작은 포장 떡이 줄줄이 나온다. 밀가루 대신 쌀로 만들었다는 이유 하나만으로 떡은 살도 안 찌고 건강이 좋아진다는 착각을 하는 사람들이다. 하지만, 떡은 쌀을 압축한 고열량 덩어리이며 실제로 일정량의 떡을 섭취한 결과, 혈당지수를 보면 빵과 라면에 버금갈 만큼 혈당이 급상승한다. 혈당의 급상승은 인슐린의 과다분비를 일으키고 그로 인해 먹은 탄수화물들은 쉽게 지방세포 안으로 저장된다. 더욱이 설탕에 재운 팥고물, 콩고물을 용감하게 더하고 쫄깃한 식감을 위해 기름을 바르기도 한다. 압축된 쌀과 설탕, 무시할 수 없다.

해결책: 떡을 이해하기 위해 필요한 실험 하나를 소개한다. 밥통에서 밥 3공기를 덜어보자. 그 3공기를 양푼에 넣어 식힌 후 설탕과 소금을 뿌려 손으로 단단하게 뭉쳐내 보아라, 뭉칠수록 단단하고 쫄깃한 떡, 여성들이 비교적 다이어트에 좋으리라 착각하는 주먹크기 백설기 한 덩어리를 만들 수 있다. 900kcal가 넘는다.

필자가 떡순이들을 위해 제안하는 효과적인 대체법이 있다. 현미찹쌀, 병아리콩, 대추, 밤, 검은콩, 팥을 넣어 밥을 짓는다. 찹쌀은 일반 쌀에 비해 찰지고 쫄깃한 식감을 더하나 혈당지수는 상대적으로 높다. 따라서 현미 소량에 현미찹쌀을 더하거나, 실감나는 떡 질감을 원한다면 현미찹쌀에 대충 밤, 팥, 병아리콩만으로 밥을 해도 좋다. 밥통에 동일하게 불려 밥을 하면 떡의 풍미를 느낄 수 있는 맛좋은 밥을 즐길 수 있다. 결국 입에 넣고 씹어낸 맛은 비슷하다. 차이점은 재료를 압축하지 않았다는 점, 그리고 단맛, 기름 맛을 더하지 않았다는 것이다. 충분히 즐길 만하다. 단, 밥이 너무 맛좋아 한 공기를 먹고 싶은가? 당신이 김떡순이라면, 아침엔 중간 크기 밥 한 공기까지 먹어도 좋다. 그리고 1/2 분량으로 점심 도시락을 싸는 것도 추천한다.

❸ 강빵순 다이어트 방법

빵을 끊지 못하는 이유는 한달순과 마찬가지로 중독이 원인이다. 중독을 끊기란 쉬운 일이 아니다. 하지만 당신의 흐지부지한 체중성적을 한껏 업그레이드해 줄 수 있는 최대의 아이템 또한 밀가루 가득한 빵과 과자이다. 빵을 끊으면서 야채만 먹는 채식 다이어트를 하면 분명 다시 빵으로 빠지게 된다.

해결책: 빵과 과자는 밀가루와 설탕이라는 정제탄수화물 그리고 버터와 쇼트닝, 팜유 등의 트랜스지방이 주원료가 된다. 따라서 단맛과 바삭함을 대신할 현명한 대안이 필요하다. 이때 필요한 것이 감칠맛 대체법이다. 감칠맛은 단백질을 통해서 느껴지는 혀의 5가지 충족 맛 중의 하나이다. 단맛과 바삭함을 동시에 해결하려면 비교적 팬 구이가 편한

제비추리 또는 얇게 썬 우둔살을 양파와 함께 구워 먹는다. 빵, 과자가 당기는 그 순간, 고기의 바삭함과 양파구이의 단맛을 뇌에 꽂는 연습이다. 물론 발품을 팔아 고기를 사야 하겠지만, 사실상 고기 굽기는 라면을 끓이는 정도의 노동과 시간만이 소요된다. 라면을 사와서 끓이듯, 고기를 사와서 굽기만 하면 된다. 감칠맛 대체 훈련은 빵으로 중독된 뇌에 신세계를 열어줄 것이며 단백질의 포만감과 발열효과가 다이어트의 성공확률을 높여줄 것이다.

❹ 임피순 다이어트 방법

피자 딱 한 조각만 먹으려던 마음이 두 조각, 세 조각으로 이어진다. 경험했을 것이다. 마음 편히 두 조각을 먹지 못하는 불안함에 짜증마저 더해진다. 끝내 피자의 두꺼운 도우를 덜 먹고 단백질을 더해서 먹으면 다이어트에 좋다는 합리화에 가공치즈를 듬뿍 얹는 모순에 빠진다.

해결책: 진정 피자를 먹고 싶다면 직접 만들어라. 재료만 구비되면 시간은 10분이면 된다. 밀가루 대신 계란 반죽 또는 브로콜리를 갈아 도우를 만들고 가공치즈 대신 천연치즈를 소량 넣어라. 필자는 브로콜리를 이용할 시간이 없어서 계란지단을 사용한다. 약 2개의 계란을 풀어 기름 없이 팬에 지단을 만들고 그것을 도우로 이용한다. 윤기가 사라지기 전 불을 끄고 오징어, 새우, 시금치, 올리브, 양파, 양송이를 듬뿍 얹는다. 피자의 단골 토핑으로 사용되는 가공 햄과 베이컨, 전분이 많은 감자와 당이 많은 캔 옥수수와는 비교할 수 없는 1등급들이다. 그 위에 피자의

포인트로 좀 값비싼 천연치즈를 구입하여 아주 얇게 최대한 작게 썰어 골고루 뿌려준다. 그 후 가장 약한 불로 약 5분, 치즈가 팬의 열기에 녹으면서 맛좋은 피자가 완성된다.

만들기가 귀찮은가? 그렇다면 당신은 피자를 정말 먹고 싶은 것이 아니다. 그저 못 먹기 때문에 반항하는 것이다.

❺ 윤파순 다이어트 방법

파스타를 끊지 못하는 여성이다. 파스타는 정제된 밀가루 면에 과량의 오일과 크림소스, 소량의 부재료가 들어가 소스나 재료에 따라 파스타의 이름이 결정된다. 이름을 결정하는 파스타의 부재료는 파스타 1인분 전체를 기준으로 볼 때 약 5%의 분량도 되지 않는 양이다. 봉골레파스타에는 알 빠진 조개만 가득하고 버섯파스타는 양송이 2조각으로 이름을 대신한다. 결국 탄수화물이 많고, 그 탄수화물을 기름에 잔뜩 볶아내니 먹으면서도 살이 안 찔 것이라는 상상을 하기는 힘들 것이다.

해결책: 적어도 버섯파스타라면 버섯을 50% 이상 넣고, 해산물파스타라면 해산물을 70% 이상 넣어라. 제 이름에 걸맞은 파스타를 직접 만들어 먹어라. 그리고 최대한 밀가루 면이 아닌, 곤약 면을 이용하고 소스의 양을 조절하라. 용감하게 지방 100%의 크림을 사용하기보다는 무첨가 두유나 저지방우유를 끓여 건강하고 맛좋은 요리를 탄생시켜 보자. 그리고 올리브유의 양을 줄이고 올리브과육을 직접 사용하라. 올리브유는 몸에 좋지만, 올리브에서 지방만을 압출한 지방 100%의 오일보

다는 섬유소와 비타민, 과육 자체의 영양까지 통째로 먹을 수 있는 올리브를 적극 활용하면 단점을 최소화하고 건강을 살린 멋진 윤파순으로 거듭날 수 있을 것이다.

❻ 이전순 다이어트 방법

전을 좋아하는 사람들은 부모님의 영향이 크다. 어릴 때부터 이것저것 넣어 식용유에 전을 부쳐서 부족한 지방을 채워온 사람들이다. 실제로 명절음식을 포함한 한국 음식에는 기름을 사용한 튀김과 전이 많은 부분을 차지한다. 신발도 튀기면 맛있다는 말이 나올 정도로 맛없어 보이는 재료도 기름을 한껏 부어 바삭하게 전을 부치거나 기름에 튀기면 맛이 살아난다. 전의 문제점은 밀가루 반죽을 이용하고 과량의 기름을 고열로 조리하여 살도 찌고 혈관도 나빠진다는 것이다.

해결책: 살찌는 것은 밀가루와 기름이다. 그렇다면 밀가루 대신 계란을 이용하고 기름 없이도 전을 만들 수 있는 아이디어를 낸다면 전을 먹는 만족감의 80%는 달성할 수 있지 않을까? 기름 없이 계란지단을 만들어 그 위에 먹고 싶은 재료, 김치, 파, 오징어, 새우를 넣어 김치파전을 만들 수 있다. 또 한 가지, 동그랑땡을 만들기 위해 두부를 으깨어 계란을 넣어 모양을 빚은 후 오븐이나 레인지에 가열하여 부서지지 않도록 틀을 완성해보라. 이후 계란만 입혀 약불에 구워주면 기름 없이도 동그랑땡을 만들 수 있다.

❼ 박술남 다이어트 방법

술은 지방으로 쌓이는 칼로리가 아니라고 부르짖으며 과음을 즐기는 사람들이 많다. 알코올을 좋아하는 사람들은 두 가지 유형이 있다. 엄청 살찌고 배나온 사람과 진짜 마른 알코올중독자이다. 둘 다 위험하다. 술은 빵이나 떡처럼 지방으로 쌓이지는 않으나, 함께 먹는 음식들을 쉽게 지방으로 저장시키는 역할을 한다. 술 자체의 열량은 실제 소비에만 사용되니 몸속에 저장되어 있던 지방들은 소비되기 힘들고 내가 먹는 식량들은 쌓이기만 한다. 대한민국은 술에 대한 사랑이 남다르다. 1차는 고기와 소주, 2차는 치맥의 모임을 지속하는 한 당신은 결코 1등급이 될 수 없다.

해결책: 술자리에서 대체할 수 있는 다른 음료를 정한다. 술자리의 목적은 모임을 즐기기 위함이다. 만일 술이 더 큰 목적이라면 모임 없이도 집에서 혼자 마셨을 것이다. 건강을 핑계 삼아라. "검진을 앞두고 있다." "요새 간이 안 좋아서 검사를 위해 병원에서 당분간 금주를 권유받았다." 상대가 납득할 수 있는 핑계를 대어라. "살 빼려고 술 안 마셔."라는 대답은 대한민국 술자리에서는 전혀 통하지 않는 멘트임을 명심하라.

위에 소개한 일곱 분들, 1등급 다이어트를 첫 장부터 다시 되짚어 부족한 부분을 반복해서 읽기 바란다. 이 책이 어려운 다이어트 이론을 읽기 편하게 풀어서 쓴 책일지라도, 절대로 하루 만에 완독하고 당일로 벼락치기 공부를 하면 안 된다. 1등급은 결코 하루아침에 얻어지는 것이 아니다.

1등급 다이어트 3개월 실천법 ②

인간성과 주량이 비례한다고?

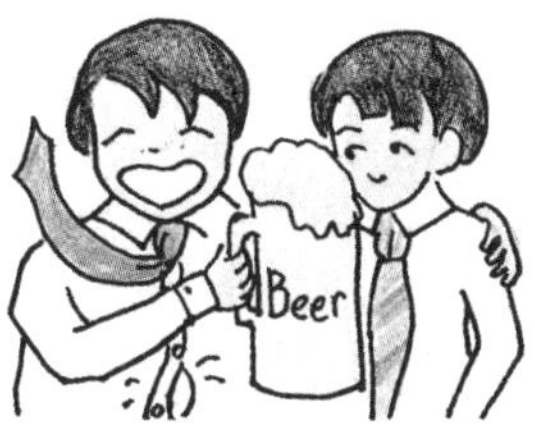

사람들은 관계를 중요시하고, 술을 매개체로 사람들과의 끈을 이어간다. 즉, 술로 사람을 사귀고 술로 연애도 하고 때로는 술을 빌어 용기를 내고 술김에 화풀이도 한다. 이들의 삶의 중심에는 항상 술이 있기 때문에 다이어트를 하더라도 결코 술을 포기하지 못한다. 하지만 술 좋아하고 사람 좋아하는 우리 주변의 어르신들과 선배들을 잘 살펴보자. 대부분 술 선배들의 전철을 한 치의 벗어남 없이 그대로 밟아간다. 복부비만, 갑상선 질환, 비만으로 인한 대사증후군, 혈압 및 당뇨, 고지혈증과 같은 성인병, 그리고 간수치 이상, 허리디스크, 심장질환, 그리고 암. 필자가 너무 단정지어 말하는 것 같은 생각도 들 것이다. 안타깝게도 그저 부정하고만 싶은 이 과정들이 인간성 좋고 술 좋아하는 사람들의 현실이다.

어떤 교수님 한 분이 비만상담을 위해서 내원했다. 자신의 분야에서 열심히 공부하는 태도가 갖춰진 분인지라, 자신에게 필요한 다이어트 이론들을 열심히 배웠고 다양한 질문과 토론을 벌이며 단 하나의 놓침 없이 내 것으로 만들 줄 아는 참된 지식인이었다. 그러나 그 분에게는 결코 고쳐지지 않는 것이 있었다. 바로 술이다.

대학원생들과의 프로젝트가 끝나면 주임교수로서 술자리를 벗어날 수 없었으며 기업체와 연결된 프로젝트의 경우 직장과 학생들을 함께 모아 회식하는 술자리는 결코 피할 수 없다는 논리였다. 항상 술이 문제였다. 사회적인 입장은 있겠지만, 딱 한 달 정도는 건강을 위해서 술을 중단하는 기간을 가져보라고 여러 번 조언을 했었다. 하지만 밀가루, 음료수, 빵, 과자 주전부리 다 끊을 수 있지만, 술은 다이어트 핑계로 끊는다는 것이 너무 남자답지 못하고 눈치 보인다고 했다.

체중이 빠지고 과거보다 건강이 좋아졌지만, 프로젝트가 끝난 후 2~3일의 거나한 회식 술자리를 하고 나면 체력이 급속도로 저하되고 체중은 정체기에 도달하기 일쑤였다. 그러다가 하나의 난관에 봉착하게 된다. 미루고 미루었던 치질의 통증이 극에 달하여 갑작스럽게 수술을 하게 된 것이다.

그런데 수술 후에도 피할 수 없는 술자리로, 일주일도 안 되어 술을 마시게 되었고 수술 자리에 염증이 생겨 재수술을 할 수밖에 없었다. 다시 한번 술을 먹게 되면 수술을 해 주지 않겠다는 의사선생님의 혹독한 충고를 듣고 어쩔 수 없이 한 달 동안 절주를 실천하게 되었다. 그런데 이게 웬일인가? 그동안 178cm의 키에 약 85kg에서 시작했던 다이어트가 술만은 끊을 수 없다는 핑계로 한계치는 약 77kg에 머물러 있었다.

건강에 좋은 단백질과 섬유소 음식을 먹었고 비타민 섭취 또한 놓치지 않았으며, 평소에 떡과 우동, 죽으로 때우던 식사를 인근 한식집에서 삼치구이를 사 먹고 회덮밥을 먹으면서 8kg이 감소되었다. 복부비만, 혈액검사상의 모든 수치가 호전되었으나 더 이상은 체중이 빠지지 않고 정체기만 맴돌던 그 시기, 치질의 재수술을 한 후 금주하는 약 3주 동안 5kg이 큰 노력 없이 빠진 것이었다. 술을 끊은 후 72kg까지 감소된 것이다.

아주 멋쩍은 표정으로 상담실을 들어오면서 "선생님, 내가 청바지를 입어본 게 몇 년 만인지 몰라요. 학생들이 젊어 보인다며 여기저기서 소리를 지르며 환호를 하는데 쑥스러워서 이거……." 젊은 층에서 한창 인기를 끌던 유명브랜드 청바지와 셔츠, 그리고 점퍼까지 맞추어 입고, 누가 봐도 50대 중반의 중년으로는 볼 수 없는 몸짱의 모습이었다.

젊은 스타일의 옷을 소화하면서 얼핏 보면 30대 후반으로 보일 만큼 외모가 돋보였고 표정은 그 누구보다 자신감에 넘쳤다.

"선생님, 절주를 해 보시니 어떠신가요?"

그 때 그분의 대답은 참 많은 생각을 하게 하였다. "선생님, 알고 보니, 술을 안 마실 수 없다고 단정지었던 것은 다른 사람들의 문제가 아닌, 바로 저의 문제였더라고요. 어린 시절부터 반주를 즐기시던 부모님을 봐 와서인지, 담배피우고 술 마시는 것은 밥 먹는 것과 비슷한 일상이라는 고정관념을 가졌고, 술은 결코 끊을 수 없는 당연한 의식주 중 하나라고 생각했던 것 같아요. 놀란 사실 중에 하나는, 나와 항상 술자리를 함께 했던 동년배 교수 중에 술을 아예 못 하는 친구가 있더라고요. 전 그 친구가 항상 건배를 하고 술잔을 받길래 술을 잘 마시는 줄 알았거든요. 그런데 전혀 술은 안 마신다는 거예요. 한두 번 대학 시절 술을 먹다가 큰 실수를 한 후부터는 의식적으로 술을 피했고 지금은 종교적인 이유로 금주를 한다더군요. 결국 술에 집착한 것은 제 문제였고, 아무도 제게 술을 먹으라고 강요한 사람이 없었다는 거죠."

여러분은 어떠한가? 필자는 1, 2개월의 다이어트 실천법에 있어서는 술에 대한 언급을 크게 강조하지는 않았었다. 술 외에도 더 급한 실천사항들이 많았기 때문이다. 하지만, 술은 이미 전 세계적인 발암물질 5위 안에 선정된 음식이고, 한국의 만취문화는 소량의 알코올이 인체에 미치는 긍정적인 영향이라는 기사를 달달 외며 합리화하기엔 도가 지나치다. 아마 달달한 음식이나 밀가루 음식, 튀겨낸 치킨에 중독되지 않았음에도 술 때문에 지속적으로 이러한 음식들을 먹게 되는 경험도 많이 하였을 것이다. 술이 살찌는 이유를 딱 5가지로 정리하면 다음과 같다.

첫째, 술을 먹으면 전전두엽의 기능이 흐려져 판단능력이 떨어진다. 긴장이 풀어지고 자신도 모르게 절제했었던 음식들을 본능적으로 취하기 시작한다.

둘째, 술을 먹으면서 "Ready, que!" 식욕의 큐가 작동하게 된다. 평소 일상생활에서는 정상적이었던 식욕이 갑자기 술을 계기로 먹을거리의 단서를 만들게 된다. 치킨과 맥주를 먹기 시작하면 매운 떡볶이를 먹어야 하고, 돼지갈비에 소주를 먹기 시작하면 잔치국수나 냉면으로 연결이 된다. 식욕 큐가 작동한 것이다. 아침에 일어나 눈을 떠 보고 싱크대에 남겨진 떡볶이국물과 책상 위에 흐트러진 빈 통의 아이스크림을 보며 기억을 더듬는 많은 이들을 본다. 결국 술이 하나의 단서가 되어 다 된 다이어트에 재를 뿌리게 된다.

셋째로 술이 살찌는 이유는 술은 저장되는 칼로리가 아니기 때문이다. 알코올은 1g당 약 7kcal를 발휘하지만, 몸속으로 저장되는 칼로리가 아니다. 즉, 내가 숨을 쉬고 말을 하고 몸을 움직이면서 필요한 소비칼로리들을 술의 칼로리에서 가져다 쓸 수 있다. 그러니 함께 먹었던 음식들은 모두 잉여 칼로리가 되어 고스란히 지방세포 안으로 쏙쏙 저장된다. 먹었던 안주들이 모두 지방 세포 안으로 쌓이는 것이다.

네째, 만취한 다음 날의 식욕조절이 힘들다. 알코올의 해독작용을 맡는 기관은 간이다. 평상 시 간은 섭취한 포도당을 글리코겐의 형태로 저장시켰다가 혈당이 떨어졌을 때 혈액으로 부족한 포도당을 꺼내어 주면서 혈당을 조절할 수 있게끔 질서있게 운영된다. 하지만, 술을 먹으면 간이 바쁘다. 해독을 하느라 몸이 저혈당에 빠져도 간의 글리코겐을 내보내어 혈당을 안정적으로 만들어주지 못한다. 따라서 만취한 다음날에는 당의 공급을 위해서 더 많은 음식을 지속적으로 탐하게 된다.

다섯째, 숙면을 방해한다. 술을 먹고 만취하면 완전 잠에 취하듯 뻗는다. 이것은 수면에 들어가기가 쉬울 뿐 결코 숙면을 지속할 수 없게 만든다. 수면의 질이 한없이 떨어진다. 수면시간 동안 알코올을 지속적으로 분해하는 과정이 이루어지고, 이는 정상적인 수면 사이클을 크게 방해한다. 잠에 취해 한 번에 팍 쓰러졌는데 수십 번도 넘게 깬다. 수면의 질이 떨어지니 당연히 다음 날 식욕 상승을 부추기게 된다.

당신은 분명 상위 4%인 1등급 몸을 만들 수 있다. 그러려면 그동안 술로 키워왔던 사람냄새 폴폴 나는 4%의 자리를 다른 이들에게 넘기고 이젠 미래의 가장 큰 재산이 될 내 몸을 상위 4%로 만드는 데 집중하기를 바란다.

1등급 다이어트 3개월 실천법 ③

제로(ZERO)를 피하면 1등급이 보인다

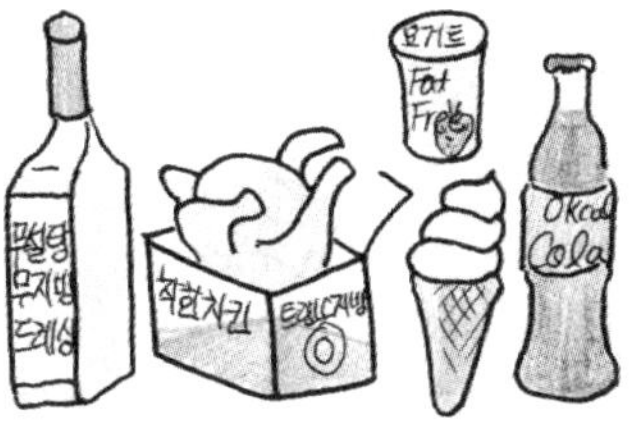

세상은 다이어트 열풍에 휩싸여 있다. 비만과의 전쟁을 선포한 미국을 비롯하여 전 세계에 다이어트 열풍은 식을 줄을 모른다. 참 희한한 것이 목표를 성취한 이후에도 다이어트를 하고, 행복한 순간을 위해서도 다이어트를 한다. 입학 합격소식을 들은 다음날부터 대한민국의 수험생들은 일제히 다이어트를 시작하고 결혼식 날짜가 결정되면 결혼식 멋진 주인공이 되기 위해 또 다이어트를 한다.

과연 다이어트는 목적일까 수단일까 혼동되기도 하지만, 정확한 사실 중 하나는 날씬하고 가볍고 건강하면 누릴 수 있는 게 많기 때문이 아닐까?

"도대체 어떻게 하면 그렇게 살이 찔 수 있는 거야?"라는 질문을 하는 사람이 있다면 질병으로 고통당하고 있는 마른 사람들을 제외하고는 거리에서 빰을 맞을지도 모른다. 한국에 살고 있는 우리는 외모지상주의가 만연된 한국이 문제라고들 하지만, 인간관계를 맺고 사는 세상살이는 다 똑같다. 쌍꺼풀이나 코를 높이는 성형은 돈으로 살 수 있는 아름다움이지만, 다이어트는 다르다. 돈을 내고도 내 노력과 실천이 없다면 결코 1등급 몸을 완성시킬 수 없다.

돈으로 겉에 보이는 지방을 몇 킬로그램 제거할 수는 있어도 드라마 주인공처럼 인생이 바뀌는 10kg을 흡입수술로 뺄 수는 없다. 더구나 2~3kg의 지방을 허벅지에서 뺀들 몸속의 나쁜 세포, 기능적으로 문제 있는 호르몬이나 신경전달물질까지 새로운 전선으로 바꾸듯 교체할 수는 없다.

그런 이유를 모두 다 알고 경험했기에 전 세계 그 어느 곳을 가든지 어떤 이유로든 다이어트에 대한 관심은 대단하다. 그러기에 식품가공업체는 살 빼고 싶은 사람들의 심리를 이용하여 비교적 착해 보이는 제로 음식들을 만들기에 바쁘다.

필자는 과거 칼로리 제로의 대표상품인 제로 콜라를 포함하여 특정 성분을 제로로 만드는 많은 가공식품들을 하나씩 조사하면서 명확한 공통점을 하나를 발견하게 되었다. 제로로 만든 그 성분이 바로 최근 중독 음식으로 규정된 밀가루, 설탕, 그리고 트랜스지방을 줄인 듯 착한 척하는 표기전략이라는 것이다. 어떤 것을 제로로 했는가는 단순히 영문 표기, 한글표기의 짜맞춤일 뿐 모두 이 세 가지 성분에 대한 제로를 홍보하며 “우리 제품을 먹으면 살을 뺄 수 있어!” 하며 요란한 설득 경쟁을 벌이고 있다. 그럼 제로에 대해 한번 살펴보기로 하자.

❶ 제로 음료

음료에는 대부분 단맛을 첨가한다. 사람들이 돈을 주고 단맛을 사기 때문이다. “내가 일상에 먹는 단맛은 충족이 안 되니 너희들이 내 입맛에 맞는 단맛 음료들을 한 번 만들어 줘봐, 그러면 그 중에서 내가 고를게.” “그래? 알았어.”

제로콜라와 같은 제로음료들은 바로 이런 소비자의 단맛욕구를 충족하면서 동시에 칼로리를 줄이고자 하는 다이어트 인구의 니즈를 충족하기 위해 만들어졌다. 설탕을 사용하면 칼로리는 당연히 상승된다. 설탕 대신 단가를 줄이기 위해 사용되는 액상과당도 마찬가지이다. 그럼 어떤 성분을 사용하는가? 바로 아스파탐이다. 미국의 화학자가 가스트린이라는 호르몬 연구 중에 우연히 발견하였으며 페닐알라닌과 아스파르트산을 인공적으로 합성하여 만든 아미노산계 인공감미료이다.

아스파탐의 열량은 설탕과 동일한 100g당 4kcal 이지만, 설탕과 동일한 양을 사용할 경우 약 200배의 단맛을 느낄 수 있다. 이 말은 곧 설탕의 200배의 단맛이니 설탕의 200분의 1 정도, 즉 극소량의 아스파탐만 사용하여도 충분한 단맛을 느낄 수 있다는 의미이다. 따라서 제로콜라, 제로스프라이트는 식약처에서 허용한 100ml당 4kcal를 넘지 않으면 제로 칼로리로 표기할 수 있다는 허용 기준에 맞추어, 소량의 아스파탐으로 단맛과 제로칼로리, 두 마리 토끼를 동시에 잡을 수 있는 전략상

품이 된 것이다.

현재 전 세계적으로 아스파탐이 제로칼로리 음료에 모두 사용되고는 있으나, 논란은 계속된다. 아스파탐의 안전성을 연구하던 중 아스파탐을 사용한 동식물 실험에서 뇌종양의 위험성이 불규칙하게 발생하였다. 일부에서는 식약처에서 정한 허용량을 준수하는 한, 아스파탐의 유해성을 걱정하지 않아도 된다고 주장하나 장기적인 섭취 시의 유해성이 없다고 장담할 수는 없다.

❷ 제로 팻(무지방, 저지방, non fat, low fat)

한글표기, 영문표기가 다를 뿐 의미는 무지방, 저지방으로 비슷하다. 지방의 맛은 튀겨낸 바삭함, 생크림과 버터의 부드러운 맛, 치즈와 같은 쫀득한 맛으로 구분할 수 있다.

현재 식약처에서는 100g당 0.5g 미만의 지방이 함유되었을 경우 무지방으로 표기할 수 있도록 허용 기준을 정하였다. 따라서 제품 라벨에 무지방이라고 표기한 것들의 경우 100g당 0.5g 미만의 지방을 사용하고 지방을 줄인 대신 단맛을 과감하게 사용하는 경우가 대부분이다.

무지방에 더불어 무설탕까지 강조한 무지방 · 무설탕 제품을 보면 지방은 0.5g 미만으로 맞추되, 설탕 대신 액상과당을 사용하는 경우도 허다하다. 다른 당을 사용했을 뿐 설탕을 사용하지 않기로 한 라벨 표기의 약속은 지킨 것이다.

여기서 또 한 가지 많은 착각이, 일부 빵 과자에 표기되는 버터 무첨가(no butter) 가 무지방과 일치하지는 않는다는 점이다. 버터를 사용하지 않았을 뿐, 콩기름이나 옥배유, 카놀라유를 사용한 것이다. 무버터와 무지방은 다르다는 꼼꼼한 해석도 놓쳐서는 안 될 부분이다.

❸ 제로 슈거(무설탕, 로슈거, 노슈거)

과거엔 무가당이라는 표시 밑에 "no sugar added"라고 쓰여 있었다. 그러나 무가당이라는 말은 상당히 표기에 신중을 기해야 한다. 순수하게 어떠한 당도 첨가하지 않을 때 사용할 수 있는 말이기 때문이다. 따라서 가공식품의 전쟁이 끊이지 않는 현대사회, 무가당보다는 무설탕이나 로슈거 등으로 설탕 자체를 줄이거나 혼합하지 않음에 집중한다. 무설탕, 로슈거, 노슈거. 모두 설탕을 줄이거나 넣지 않은 제품이 맞다. 하지만 이 제품에는 두 가지의 오류가 있을 수 있음을 체크해야 한다.

첫째, 무설탕이지만 앞서 언급했던 아스파탐이 사용되었거나 버젓이 질이 낮은 액상과당이 사용되었을 위험성이다. 액상과당은 때에 따라 좀 착해 보이는 고과당, 고과당 옥수수시럽, 또는 영문 HFCS(high fructose corn syrup)로 표기된다. 설탕만 들어있지 않을 뿐 당은 충분히 들어간 제품일 수 있다.

둘째, 말 그대로 설탕을 줄이면서 당이 없다는 약속을 정직하게 지킨 제품이다. 그러나 제품에 대한 소비자의 만족도는 떨어질 수 있다. 아무도 선택하지 않는 맛없는 제품은 퇴출의 위험이 있기 때문이다. 그래서 무설탕 제품에 과감히 지방을 더한다. 생크림을 더하거나 제품단가를 줄인 식물성 크림을 넣기도 한다.

❹ 제로 글루텐(글루텐 프리, NO 밀가루)

한국에서는 아직 제로 글루텐의 열풍이 약하다. 미국에서는 밀가루로 인한 셀리악병과 비만이 화두가 되면서 이미 글루텐 프리 제품은 마트의 중심 코너를 차지하고 있다. 하지만 학계에서는 이러한 글루텐 프리 제품의 허점을 강조한다. 글루텐은 밀가루에 함유된 단백질이다. 이 글루텐 단백질을 빼면서 제품 전체의 3대 영양소의 비율을 맞추기 위해서 인공적인 아미노산을 첨가하여 오히려 2차적인 문제점을 발생시킬 수도 있다는 지적이다. 또 한 가지 그동안 패스트푸드의 많은 부분을 차지했던 밀가루를 사용하지 않으면서 영양적으로 그리 우수하지 않은 옥수수의 사용이 많아졌다는 지적이다.

우리는 무엇을 먹어야 할까? 참 난해한 부분이다. 필자는 이렇게 단정지어 말하고 싶다. '제로' 에는 굳이 흔들리지 말라. '제로' 라는 표기 안에 숨겨진 진실, 그리고 현실을 따를 수밖에 없는 가공업체의 경쟁상황을 이해만 할 뿐 우리의 몸은 '제로' 가 아닌 식품으로 맡기는 지혜가 필요하다고 본다.

제로를 강조하기 위해 대체첨가물을 넣고 제로 대신 맛을 내기 위해 당이나 지방을 저울질하며 넣는 현실을 우리는 정확히 볼 줄 알아야 한다. 내가 똑똑해져야 한다. 아는 만큼 보이고 아는 만큼 건강해질 수 있다.

1등급 다이어트에서는 누구나 떠드는 말은 하지 않는다. 그리고 무조건 먹지 말라는 말도 하지 않는다. 누구나 아는 말들은 굳이 내가 해 주지 않아도 알 것이다. 누구나 떠드는 말들이 내 몸으로 실천이 안 될 때 행동할 수 있는 방법을, 또 먹지 말아야 하는 음식을 왜 먹지 않아야 하는지, 대체할 수 있는 음식이 무엇인지를 구체적으로 제시해 주는 것이 진정한 1등급 다이어트에 필요한 언급이라 생각한다. 그래서 이 책을 끝까지 다 읽고 실천할 수 있는 그들만이 바로 상위 4%가 되는 것 아닌가.

1등급 다이어트 3개월 실천법 ④

식사계획표는 식욕 리모컨이다

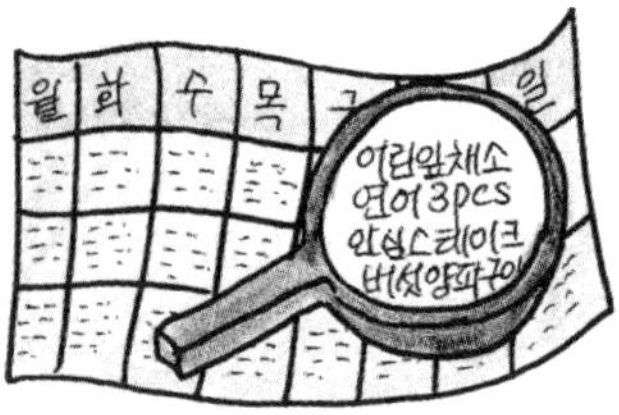

10여 년 전 결혼을 앞두고 살을 빼기 위해 상담을 요청했던 한 여성이 있다. 162cm, 56kg 평균 체중이었음에도 결혼을 앞두고 49kg의 날씬한 몸을 만들기를 원했다. 여러분들도 알다시피 우리의 삶이 며칠 남지 않은 시한부라면, 죽기 전까지 굶는 방법이 다이어트의 최선일 것이다. 하지만 다이어트를 하고 난 후에도 우리는 살아야 한다. 사람은 평균수명이 있어 언젠가는 죽겠지만 적어도 며칠 남은 시한부 인생을 살고 있지는 않다. 안 먹으면 스트레스를 받고 안 먹으면 움직일 힘도 없다. 결국 살아있는 한 신진대사가 그에 맞게 적응하여 다시 살을 찌운다.

필자는 그녀에게 안 먹는 데 초점을 두지 말고 영양가 있게 1등급 음식을 위주로 섭취하여 에너지가 잘 태워지는 성능 좋은 몸을 만들라며 식사일기를 쓸 것을 권고하였다. 그렇게 해서 꿈에 그리던 49kg을 만들었지만, 결혼을 하자마자 바로 임신을 했다. 몇 년이 지나 아이를 낳고 자신을 돌볼 사이도 없이 뱃살이 늘어지고 체중이 늘어 영영 아줌마가 되어버릴 것 같다는 두려움에 굳은 결심을 하고 다시 찾아왔다. 그때 그녀의 체중은 53kg였다. 출산 이후 배에는 튼살이 훈장처럼 남아있었고 탄력 없이 늘어지는 지방들이 옷의 맵시를 떨어뜨려 예전보다 더 뚱뚱하게 보였다.

임신기간 동안에도 체중관리를 잘 해왔는데 아이가 밤마다 보채고 잠을 자지 않아 밥을 먹을 시간이 없어 항상 남편이 퇴근하고 들어오면 10시부터 한 상 차려놓고 밥을 2공기씩 먹고 피곤함에 지쳐 잠자는 습관이 생겨 버린 것이다.

그녀는 뜬금없이 "선생님, 오랜만에 선생님을 뵈어서 너무 반갑고 좋은데 저 지금 너무 기분 나쁜 거 아세요? 어쩌면 선생님은 이렇게 하나도 늙지도 않고 여전히 날씬할 수 있죠? 난 그 때와 달리 살찐 아줌마가 되어버렸는데 선생님은 오히려 저보다 더 젊어 보이시네요. 도대체 어떻게 뭘 드시기에, 선생님이 뭘 드시고 사는지 제 식사일기만 검사하시지 말고 이번엔 제게 선생님의 식사일기를 공개해 주시면 안 될까요?" 라고 말했다. 많은 사람들을 만나 왔지만, 이런 요구를 당차게 하는 경우는 처음이었다.

"아, 네……. 하지만, 네." 사실 당황했다. 그리고 솔직히 말하면 그분의 질문을 받기 전까지 내 자신에 대해 객관적으로 되돌아 본 적이 없었다.

지금 생각하면 그 분의 그 당황스러운 질문이 또 다시 내 자신을 1등급 몸으로 더 잘 유지하게 만들어 준 큰 계기가 되었다. '왜 나는 이렇게 날씬한 몸을 잘 유지하는 걸까? 과거엔 나도 뚱뚱했었고 뚱뚱한 몸 때문에 자존감이 떨어져 우울한 시간도 많았었고, 그래서 다이어트를 한 것인데, 난 왜 이렇게 유지를 잘할까? 수많은 사람들이 그렇게 많은 다이어트를 해도 다 쪄 버리는데……'

곰곰이 생각하던 중 갑자기 내가 내 식단을 관리하게 된 비결을 깨닫게 되었다. 나는 직장생활을 하는 워킹맘이기 때문에 금쪽같은 내 아들을 생후 24개월 이후부터 어린이집에 보내야 했다. 아침 8시에 갔다가 저녁 8시에 집에 돌아오는 12시간 돌봄 시스템이었다. 아침이면 안 가겠다며 노란 유치원 차에서 코를 차창에 박아 돼지코를 만들며 울어댔고, 밤이면 유치원이 재미있다고 거기 있겠다며 울어댔다. 그런 우리 아들은 엄마와 함께 있는 시간이 무척이나 절실했다. 토요일에도 어린이집을 갔으니 겨우 토요일 오후 5시부터 일요일까지만 엄마와 함께 할 수 있었던 것이다.

항상 일요일 저녁이면 아들은 잠을 청하지 못했다. "아들, 왜 잠을 안 자?"라고 물으면 "엄마, 내가 빨리 눈감고 잠을 자면 엄마랑 더 오래 같이 있을 수 없잖아, 내일이면 또 어린이집에 가야 하는데, 엄마랑 헤어지기 싫어." 그때 나는 재치있게 대답하여 아들을 일찍 잠들 수 있게 하였다. "그럼, 엄마랑 일주일 동안 저녁마다 무슨 음식을 먹을지 생각해 볼까?" 아들과 침대에 나란히 목까지 이불을 덮고 누워 소고기, 굴비,

아들이 좋아하던 버섯요리, 새우 등을 열거하며 침대 위에서 먹고 싶은 모든 음식을 떠올리며 흥분하곤 했었다. "와, 내일 저녁에 새우랑 오징어 먹으려면 내일이 빨리 왔으면 좋겠다. 그지?" 아들은 "어, 엄마, 그럼 내가 빨리 자야 내일이 빨리 오겠다. 엄마 얼른 자." 우리 둘은 그렇게 몇 년을 손을 꼭 잡고 일요일마다 함께 잠이 들었다. 내 의지와는 다르게 그 때부터 아들 덕택에 식사계획을 짜 왔던 것이다.

지금도 나는 식사계획을 일요일마다 짜고 있다. 그때마다 나의 일주일을 미리 상상한다. "수요일 저녁에는 프로그램을 완전히 끝내야 하고, 목요일에는 직장 회식이 있고, 금요일에는 저녁 모임이 있고, 토요일은 가장 바쁜 하루이니 긴장해야 하고…." 이런 일주일의 스케줄을 일일이 미리 예상하며 식사계획을 짠다. '아, 화요일에 늦게 끝나고 수요일에 일이 많으니 연달아 지칠 수 있겠군, 그러면 월요일에는 좀 더 영양가 있는 음식을 먹고 내 스스로에게 에너지를 좀 채워두어야 화요일, 수요일이 지나 목요일이 되어도 식욕이 폭발하지 않겠군.' '아, 이번 주 일요일부터 또 생리 시작 예정인가? 생리가 시작되면 은근히 음식이 당기는데 괜히 스트레스가 누적되면 단것들만 당기니 미리 금요일이나 토요일 즈음에 내가 좋아하는 고기를 꼭 먹어두어야겠군. 그래야 식욕이 단맛으로 튕기지 않겠네.'

나는 다이어트를 하는 사람들에게 일단 목표 체중을 달성하고 난 후에 꼭 해야 할 일은 식사계획을 짜 보아야 한다고 강조한다. 대부분 생각지도 못한 음식이 놓였을 때 그 음식을 보고 '너무 맛있겠다!' 하고 계획하지 않은 음식을 먹으면서 식사 사이클이 깨지고 살이 찐다. 사회생활을 하고 외식과 모임이 많은 현대인들이니 어쩌다 한 번 이럴 수는 있겠지만, 이런 일이 잦아지면 살찌는 것은 당연하다. 그러니 일요일 저녁을 먹고 난 후 일주일의 생활 플래너를 쓰면서 식사계획을 함께 만들어 보라. 내 앞에 음식이 없는 상태에서는 비교적 이성적인 판단을 할 수 있다. 이때 비로소 내 몸에 좋은 음식과 내가 좋아하는 음식의 교집합으로 식단을 구성할 수 있는 지혜가 생긴다. 이런 생활을 딱 한 달 반복해 보아라. 우선순위를 정하여 시간을 관리하듯이 1등급을 지향하는 음식의 우선순위를 정하여 식생활을 관리하는 지혜의 경험 탑이 쌓이게 된다.

또 하나, 필자의 경우 정말 자랑할 만한 좋은 습관이 하나 있다. 오후 4시 정도 되면 간식이 당긴다. 대한민국 전 국민의 간식시간이라고 불릴 정도의 오후 4시 간식타임에 거래처에서 방문객들이 자주 간식을 사 온다. 평소 보지도 못했던 홍대 앞 유행 호떡부터 우주선 모양의 팥빵에 번과 도넛을 응용하여 슈크림까지 집어넣은 밀가루와 설탕과 기름의 중독적 조합품을 선사받는다.

이때, 만일 내가 식사계획을 세우지 않았다면 "와, 맛있겠다. 이게 유행하는 것이라니 먹어봐야지."하며 아무 생각 없이 집어 먹었을 것이다. 하지만 지금은 이렇다. "아, 어쩌지? 이걸 먹으면 내가 저녁에 먹고 싶어서 계획했던 고기를 덜 먹고 새우를 반만 먹어야 하는데, 더구나 이건 고열량 덩어리라서 결국 내가 먹고자 계획했던 저녁의 1/3도 먹지 못하겠네?" 이런 계산이 자연스레 돌아간다. 왜냐하면 이미 일요일부터 가슴 떨리는 식단을 내 식성에 맞게 계획했기 때문이다.

이성적인 판단으로 음식이 눈앞에 없을 때 계획했지만, 그 이성의 눈이 있기 때문에 자신의 상태를 미리 알고 위기를 피해가도록 리모컨처럼 조절할 수 있게 된다. 적어도 점심마다 똑같은 편의점 김밥을 계획하진 않으며 아무리 다이어트에 좋다고 저녁마다 닭가슴살 샐러드를 계획하진 않는다. 짧은 점심시간이 예상되면 그에 맞게 짧은 시간 행복한 식사, 영양가 있는 식사를 할 수 있는 음식을 계획하고 내 입맛에 맞게 하루하루의 한 끼 한 끼 외식까지 현명하게 계획한다. 이때 갑자기 발생한 간식거리는 엄청난 장애물이다.

식사계획은 내 식생활의 리모컨이다. 다이어트 기간 동안 좋아하는 식욕을 줄이려만 하지 말고 내 몸과 내 성깔과 내 일주의 스케줄을 관리하고 계획하면서 일정한 식욕 유지를 고수할 수 있는 지혜, 1등급만이 할 수 있는 실천법임을 확실하게 주장해 본다.

1등급 다이어트
3개월
실천법 ⑤

1등급만 아는 메뉴판 해석 시크릿

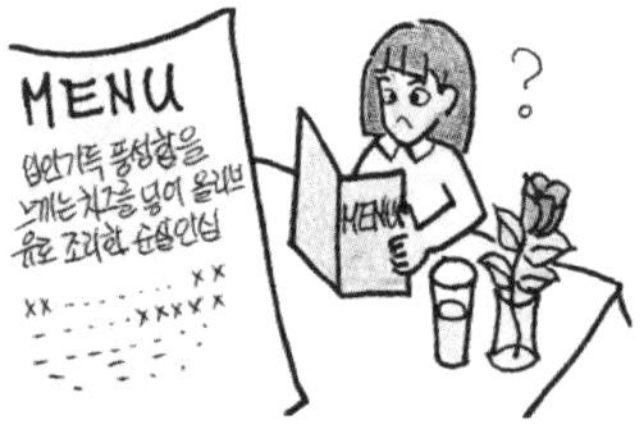

먹지 않고는 살 수 없는 인간의 현실, 먹는 행복이 너무 즐거운 인간의 본성, 이 현실과 본성을 채우는데 무시할 수 없는 아이템이 외식이다. 외식은 사람과 사람 사이의 만남을 더 즐겁고 행복하게 만들어 준다. 사람들은 마음의 여유가 생기면 접해 보지 못했던 음식에 대한 기대에 즐거움을 느끼고, 지친 몸과 마음에 에너지가 필요할 때엔 즐기던 단골집에서 미식을 즐기며 스스로에게 파이팅을 외친다.

이젠 1등급 다이어트 실천 3개월 차다. 비교적 어려운 한 스텝 한 스텝을 필자의 지도에 따라 믿고 따라준 여러분일 것이다. 여러분의 1등급 다이어트 실력은 짧은 기간 입으로 외우고 머리로만 익힌 다이어트가 아닌, 몸으로 학습한 것이다. 그래서 단순한 벼락치기로 다이어트 이론을 달달 외워낸 사람들과는 비교도 할 수 없는 내공을 갖추었다고 믿는다.

학창시절, 1등급 학생들은 대부분 외로운 아웃사이더였다. 친구들과 몰려다니며 누구 성적이 10등에서 3등으로 올랐고 누구 성적이 2등에서 5등으로 떨어졌는지 운운하며 여론에 가담하지 않는다. 그저 자신의 성적에만 신경 쓴다. 1등급 다이어트도 마찬가지다. 결국 삶의 선택의 폭을 크게 늘릴 수 있는 해법이며 이로서 1등급 몸이 되면 무한한 자유를 누릴 수 있다.

그렇다면 이런 1등급 다이어트를 3개월이나 실천해 온 우리들이 좀 더 까칠하게 갖추어야 할 능력은 무엇일까? 바로 메뉴판 읽기와 메뉴판 실전 적용법이다. 집에서 먹는 우리들의 식사 메뉴는 많아봤자 손바닥 안이다. 아주 단순하다. 하지만 홍대에 사는 친구가 부산에 사는 친구를 만나면 메뉴가 달라진다. 뉴욕에 살던 친구가 광주에 살던 친구를 초청하면 새로운 메뉴에 당황하게 된다. 무엇을 먹고 무엇을 따져야 하나?

❶ 새로운 탄수화물은 시도도 하지 마라

꼭 알아야 할 사실이 하나 있다. 사람의 몸에서 칼로리를 내는 영양소는 딱 3가지이다. 탄수화물, 단백질, 지방으로 각각 4, 4, 9kcal를 발휘한다. 이 중 마음먹은 대로 형체를 변신하는 것은 탄수화물인데, 게다가 한계효용체감의 법칙이 전혀 성립하지 않는 유일한 영양소 또한 탄수화물이다. 탄수화물은 각양각색의 맛과 형체로 변화한다. 과일의 당이 액체의 주스로도 쉽게 변하고, 일정한 형태의 쌀과 밀이 정제 가공되어 고운 가루로도 변신했다가, 다시 반죽되어 통통한 공 모양의 바삭함과 쫄깃한 식감으로도 연출된다.

경제학에서 주로 쓰이는 '효용'이라는 단어는 어떠한 물건을 취할 때 얻게 되는 행복감을 표현할 때 쓰인다. 한 개를 가졌을 때보다 두 개를 가졌을 때 효용이 증가하고 두 개보다 세 개를 가지면 효용이 더욱 증가한다. 점점 그 효용은 증가하지만, 어느 순간이 되면 하나를 더 가짐으로서 늘어나는 효용의 크기는 감소하게 된다. 어느 정도의 수준으로 소유하게 되면 그것에 대한 만족감은 더 이상 증가하지 않는다는 것이다. 이것을 '한계효용체감의 법칙'이라고 한다.

만일 우리가 지방만 먹는다고 가정하자. 하나 두 개 맛있게 먹다가 어느 순간이 되면 느끼해서 먹으라고 해도 잘 먹지 못한다. 그렇다면 단백질은 어떠할까? 한 개 두 개 맛있게 먹다가 뻑뻑함에 질려 씹기도 힘들어한다. 하지만 탄수화물은 어떠한가? 필자는 앉은 자리에서 초코파이 12개 들이 한 상자와 동그란 스펀지케이크 한 상자, 라면 3~4개는 깔끔히 먹어치우는 사람들을 흔히 보아왔다.

다른 어떤 것들에 비해 한계효용체감의 법칙이 결코 적용되지 않는 것이 바로 탄수화물이다. 따라서 새롭게 탄생된 탄수화물은 결코 시도하지 마라. 결국 듣고 보고 맛본 적 없는 새로운 탄수화물들은 밀가루와 설탕을 반죽해서 굽거나 튀기거나 장식용으로 얇게 빚어진 것들이다.

❷ 빈 수레가 요란하듯 보잘 것 없는 메뉴들이 요란을 떤다

메뉴판을 보면 재미있는 사실을 느낄 수 있다. 제목 한 줄에 꾸밈이 많다. '부드럽고 가슴을 촉촉하게 해 주는 크림을 넣어 만든 치즈 소스에 끓여낸 세 알의 관자요리' 막상 주문을 받아보면 관자 세 알만 놓여진 허전한 접시에 엄청 짜증이 난다. 만일 안심스테이크나 텐더로인 뒤에 긴 수식어가 따라온다면 그것은 모두 스테이크 소스에 대한 장황한 설명이거나 접시에 함께 놓인 사이드메뉴 감자에 어떤 소스를 얹었고 볶았느냐 으깼느냐에 대한 설명들이다.

어중간한 화려한 문구로 치장한 기나긴 메뉴설명으로 지방과 당이 압축된 고열량 음식들에 돈을 낭비하지 말라. 확실한 살코기와 확실한 해산물, 확실한 생선요리가 아니라면 절대 선택하지 마라. 그리고 모든 요리들의 소스는 항상 'no sauce'와 'sauce on the side'를 외쳐라. 필자는 눈치 보이는 격식 있는 자리라면 유난 떨기가 싫어 소스를 별도로 줄 것을 요청하고, 가족들과의 편한 자리라면 소스를 주지 말라고 주문한다. 기억하라. 긴 메뉴판의 글자들은 글자 수가 많아질수록 가진 게 없어서 당신을 설득하려 떠들 가능성이 아주 높다.

❸ 외식업체의 메뉴판을 달달 외워라

각자 자주 가는 식당의 메뉴판을 한 번쯤은 사진으로 찍어두자. 그리고 무엇을 먹는 것이 유익할지 꼭 조언할 수 있는 사람에게 물어라. 하나의 팁을 준다면 중국집에서는 국물 없는 짬뽕밥, 또 가능하다면 안 매운 짬뽕밥, 일식집에서는 초밥보다는 대구지리나 회덮밥, 분식집에서는 동태찌개나 콩비지, 계란찜, 정 먹을 게 없으면 고추장 뺀 비빔밥을 먹는다. 파스타 집에 꼭 가야만 한다면 스테이크도 함께 있는 집에 가거나 안 되면 해산물샐러드나 연어샐러드를 식사로 먹어라. 그리고 친구 따라 먹게 되는 억울한 섭취를 단절하라.

저녁의 회식모임도 대부분 일식, 뷔페, 고기집 셋 중의 하나이다. 이 때의 전략 또한 중요하다. 일식에서는 생선회와 샐러드와 매운탕 건더기만 먹고, 초밥은 피한다.

뷔페에서는 밥과 과일과 케이크의 탄수화물은 피하고 담백한 단백질과 신선한 야채나 게를 뜯이 천천히 먹는 시간을 벌어라.

고깃집에서는 돼지갈비를 먹는 양념육 대신 생고기 삼겹살이나 목살을 시켜 달라고 외쳐라. 그리고 기름을 떼고 맛있게 먹어라.

이 정도는 충분히 사회생활 가능한 메뉴 활용 지혜이다. 물론 필자의 조언과 다른 특이한 메뉴들이 많이 있을 것이다. 이를 벗어난 특이함을 갖추었다는 것은 거의 고추장, 꿀범벅, 간장소스, 데리야끼 등으로 겉만 치장한 건강치 못한 음식들이다. 반드시 메뉴판을 익혀 철저히 점심, 저녁 먹을거리에 대비하라.

1등급의 비결은 철저함이다. 99점과 100점은 1점 차이지만, 99점에게 조금만 더하면 아주 잘 할 수 있는 놈이라고 칭찬하기보다는 100점을 우러러보며 그 실력에 박수를 보내는 것이 세상이다. 99점은 어디까지나 1점 모자란 부족함이 있다. 1등급은 이 철저함을 무기로 평균치의 3~4등급과 아슬아슬한 2등급이 차마 도달하지 못하는 완벽한 철저함을 갖추어, 조화로운 사회생활 속 남들이 부러워하는 나만의 1등급 몸을 만들게 해 준다. 누가 돌을 던지고 누가 당신을 탓하리요. 탓한다면 부러움이다. 그 탓함을 마음껏 즐겨라.

1등급 다이어트 3개월 실천법 ❻

애완견과 산책하라. 행복하게 살 빠진다

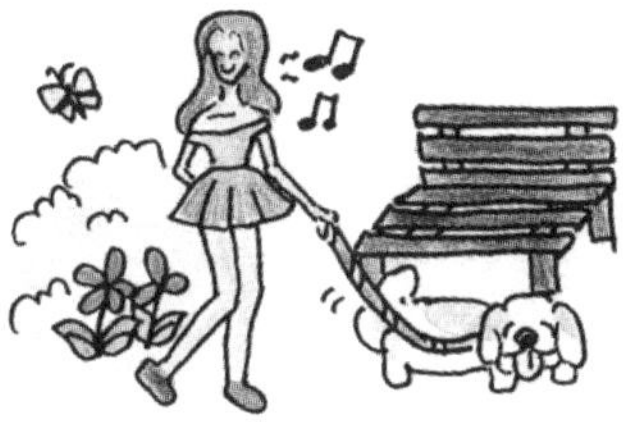

운동에 대한 사전의 정의는 이렇다. 사람이 몸을 단련하거나 건강을 위하여 몸을 움직이는 일이다. 운동은 특정목적을 위하여 신체를 단련하는 움직임이다. 따라서 운동 중에는 운동을 했다고 해서 체중감소가 나타나지 않는 운동들도 많다. 그 때문에 열심히 운동했는데 체중이 안 빠진다고 불평하는 것은 수학공부를 하면서 손도 대지 않는 국어성적이 왜 상승하지 않느냐고 항의하는 것과 같을 수 있다. 필자는 운동을 그렇게 열심히 해 왔음에도 체중이 빠지지 않는다며 좌절감에 눈물을 흘리는 분들에게 미안하지만, “정상인걸요?”하면서 분위기를 전환시켜준다.

몇 년 전 호텔 피트니스 센터에 근무하는 여성트레이너가 방문했다. 운동생리학 석사 출신의 지성과 건강한 신체를 가진 여성이었다. 고민은 이것이었다. 너무나 지나친 근력운동 때문에 하루 종일 식욕이 조절이 안 된다는 것이다. 더구나 트레이너이니 단 하루도 마음 놓고 먹을 수 없는데다 최근에는 필라테스 수업을 함께 맡게 되었다고 한다. 배꼽이 드러나는 옷을 입고 다양한 동작들을 보여주어야 한다는 부담감 때문에 도저히 잠을 못 자겠다는 것이다. 몸에 붙는 필라테스 복장에 유난히 짧은 다리의 근육들이 탐스러운 닭다리처럼 보이고 풍성한 여성의 가슴보다 단단한 근육이 두느러져 보였다. 그녀는 살을 좀 빼고 단아하고 여성적인 몸을 만들고 싶어했다. 그녀는 운동생리학을 공부한 사람이다. 내게 하는 질문 중의 많은 답들을 그녀는 이미 대부분 알고 있었다.

일단 그녀의 문제는 두 가지였다. 첫째, 퇴근이 저녁 9시 30분, 그 시간까지는 트레이너 복장과 필라테스 복장으로 남에게 그럴듯한 몸매를 보여 귀감이 되어야 하니 아침 출근 전 10시까지도 제대로 된 맛있는 한 끼를 즐기지 못해왔다. 아침에는 견과류 몇 알과 계란흰자 두 알, 생수 2병만으로 견디다가 점심이 되면 닭가슴살 샐러드를 먹는다. 그 이후 어떤 것도 먹지 않고 9시 30분까지 견뎌낸다. 이후 10시부터는 남편과 함께 한 상 차림 파티가 시작된다. 이틀에 한 번은 폭식에 가까운 과식으로 양념치킨과 피자, 생맥주를 마신다. 직업의식이 있기에 적어도 격일로 하루는 퇴근 후 그냥 평범한 밥, 국, 찌개와 같은 한식 한 끼를 먹었다고 한다. 일요일에 출근을 하지 않으니 일찍 퇴근하는 토요일은 그녀에게 가슴 떨리는 저녁의 시작이다. 호텔뷔페와 먹을거리 가득한 곳으로 향하는 그녀의 발걸음은 심장보다 더 떨린다고 한다.

우리의 현실은 한 시간 운동을 해서 소비되는 칼로리를 단 1분 만에 특정 음식을 통해 갈아치울 수 있다는 사실이다. 치즈크러스트 피자 한 조각은 700kcal에 달하기도 한다. 반면, 1시간의 운동은 정상체중을 기준으로 한 성인 여성을 기준 삼아도 많아야 200kcal를 넘지 못한다. 1시간에 200kcal 마이너스, 그러나 1분에 700kcal 플러스. 도저히 소비 칼로리의 마이너스 속도가 섭취 칼로리의 플러스 속도를 따라잡을 수 없다. 더구나 무한리필 뷔페식당, 일주일간 배의 굶주림보다 뇌의 굶주림이 누적된 그녀에겐 이미 식욕은 홍청망청 뛰어 노는 파티장이나 다름없다.

둘째, 무리한 근력운동의 연속이다. 그녀는 고객들을 지도하면서 쉴 새 없이 운동한다. 특정 부위 근육을 만들기 위해 고객들에게 동작을 설명하고 하루 온종일 그 동작을 함께 반복한다. 고객들의 니즈는 다양하지만, 결국은 큰 근육을 만드는 복근운동, 대퇴근 운동이 거의 대부분이라고 한다. 근력운동에 항상 지친다. 더구나 그 근육합성에 도움을 주는 단백질과 당류들을 최적화해서 그것들만 먹는다. 이 여성트레이너는 두껍고 건강한 근육을 매일 매일 키우고 있던 것이었다. 아주 건강하다.

자신의 체형에 만족하지 않은 채 계속 직업적인 근육 만들기만을 하니 스트레스는 계속 쌓이고 그에 따른 보상을 먹는 것으로 채웠다.

이때 줄 수 있는 조언은 딱 하나이다. "고객들을 만날 때 몸은 게으르게 하고 입을 바삐 움직이세요. 용불용설(用不用說) 아시지요? 사용하는 근육은 점점 더 발달하고 사용하지 않으면 점점 줄어든다는 의미입니다. 대부분의 고객들이 선생님의 동작을 보기보다는 자신의 동작을 케어 받기를 원할 거예요. 적당히만 보여주시고 절대 함께 하지 마세요." 실제로 그녀가 생각하는 좋은 선생님이란 본인의 몸을 다해 함께 운동해주는 선생님이었다. 그러나 그녀는 넘쳐나는 식욕과 원치 않는 근육질과 늘어나는 스트레스로 삶의 행복을 잃어가고 있었다.

그녀는 개를 키운다. 필자는 NEAT(Non Exercise Activity Thermogenesis)에 대해 설명하면서 우리가 미처 표로 배우지 못했던 일상생활 속의 소비 칼로리에 대해 언급했다. 개와 산책하기, 집안 청소하기 등의 한 시간 움직임이 의외로 웬만한 운동의 한 시간 운동의 소비칼로리와 비슷하다는 것이 미국 메이요클리닉의 연구결과로 밝혀졌다.

필자는 그녀에게 개와 산책하고 조카들과 뛰어놀고, 일상의 삶에서 살아있는 생기를 회복하며 몸을 움직일 것을 권했다. 이런 하루하루가 반복되면 실제로 살이 빠진다. 이제 우리의 고정관념을 버리고 마음을 바꾸어 실천해 볼 때다.

1등급 다이어트 3개월 실천법 7

스페셜데이를 이기면 당신의 몸이 특별해진다

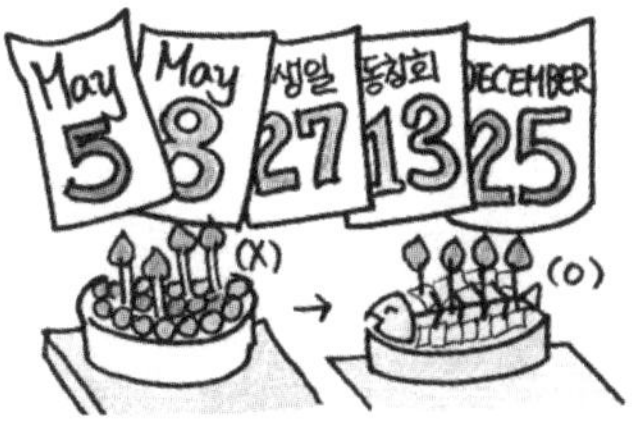

살다보면 많은 행사들이 있다. 살찐 사람들에게는 이 날들은 모두 살찌는 날이다. 이 스페셜데이 때문에 다이어트를 망쳤다고들 억울해 한다. 잠시 쉬어가는 다이어트의 휴가로 삼기로 하며, 스페셜데이를 기점으로 잘 해 오던 다이어트를 망칠까봐 미리 상상스트레스를 받기도 한다.

우리는 성장을 하고 사회인이 되고, 결혼과 함께 새로운 가족을 만나면서 피할 수 없는 수많은 스페셜데이를 맞이하게 된다. 정말 많다. 그런데 거꾸로 생각해보면 지금 날씬한 몸을 가진 사람들, 또 1등급 몸을 가진 사람들은 이런 스페셜데이를 단 하루도 갖지 않은 사람일까? 그렇지 않다.

우리는 핑계 삼아 결혼기념일이 있는 한 주, 엄마 생신이 있던 한 주로 한 개의 이벤트를 한 주 기간으로 우겨대지만, 사실상 생일, 기념일, 크리스마스는 각각 하루이다. 엄마의 생신 주간, 크리스마스 주간이 아닌, 단 하루인 것이다.

그럼 어떻게 해야 할까? 이제는 더 이상은 스페셜데이를 탓하지 말자. "스페셜데이 때문에."라는 말은 이젠 잊기로 하자. 1등급 몸을 만들고 싶어하는 노력들은 겉으로는 욕먹듯 보여도 결국은 더 큰 부러움을 받는 가장 유익하고 현명한 욕심이다. 이 최상의 욕심에 도전하려면 정말 남들과 다른 사소한 차이들을 차곡차곡 쌓아야 한다. 이젠 "내 생일인데도 불구하고." "결혼기념일인데도 불구하고."를 부르짖으며 스스로의 성취를 높이는 진정한 1등급을 연습하도록 하자. 이것을 위한 실천 몇 가지를 조언한다.

❶ 생일과 각종 기념일에 꼭 등장하는 케이크

밀가루와 설탕과 생크림과 버터가 압축 혼합된 케이크는 한 조각을 먹어도 포만감이 없어 한 입으로 중단하기가 힘들다. 단맛, 부드러운 맛, 혀에서 녹는 감각 때문에 뇌가 이 감각으로 느낀 쾌감을 기억하고 일상 속에서도 케이크를 떠올리게 만든다. 이는 중독 때문이다.

그렇다면 그 수많은 축하일에 아예 케이크를 생략해야 하는 것일까? 아니다. 바로 '회 케이크'라는 것이 있다. 생선회를 이용하여 동그란 케이크로 장식한 기발한 아이디어이다. 주문도 가능하다. 필자는 가족들이 모여 케이크를 꼭 불어야 한다면 회 케이크를 이용한다. 그리고 내 생일에는 그저 예쁜 캔들을 켜 두고 스테이크에 초를 세워 축하를 받는다. 사람들은 부담스러운 케이크 한 통을 사들고 마음 한 편에서는 '먹으면 안 되는데.' 또 다른 한 편에서는 '아, 맛있겠다.' 하며 불필요한 혼란을 스스로 만들며 고민한다. 왜 그런 시간낭비를 하는가. 생각을 바꿔라. 회 케이크와 스테이크 캔들 놀이를 한다고 법에 걸리는 것이 아니다.

❷ 스페셜데이의 많은 먹을거리들

스페셜데이를 두려워하는 이유 중의 하나는 평범한 일상과는 다른 날, 맛있는 음식들로 흥을 더하기 때문이다. 상다리 부러지는 한 상 차림에 왜 안 먹느냐 고문당하며 눈치껏 한 입 두 입 먹던 것이 "젠장, 오늘은 좋은 날이니 그냥 포기하자."식으로 움켜쥐었던 주먹을 쉽게 놓아버리게 된다.

"내일부터 다시 잘하자." 하지만 내일부터란 없다. 스스로 무언가 잘못하고 있다는 생각이 드는 그 순간 행동을 수정하지 않는다면 내일 또한 오늘의 반복이 계속될 것이다. 한 번이 힘들지, 두 번은 쉽다. 따라서 꼭 먹을거리를 함께 즐겨야 하는 상황에서는 현명하게 행동하라. 사람들이 보이는 곳에서 티나게 고기를 굽고 대화를 주도하라. 차려진 음식 중 1등급 음식이 있을 경우엔 맛있다는 말을 서너 번 반복하면서 티 나게 먹으면서 티 안 나게 다이어트 하라.

❸ 구워라, 씻어라, 옮겨라, 따르라, 걸으라

스페셜데이에는 먹는 시간이 움직이는 시간보다 많다. 더구나 가만히 앉아서 하루 8시간 이상 일하는 사람은 하루 1시간씩의 규칙적인 운동도 심혈관 및 체중감소에 아무런 효과가 없음이 밝혀졌다. 그런데 스페셜데이에는 8시간 동안, 아니 그 이상 '좌식 먹기'를 하는 경우도 많다. 기나긴 시간 동안 그 많은 음식을 가만히 앉아서 먹기만 하니 체중증가의 위험성은 상당하다. 그러니 움직여야 한다. 고기를 굽겠다고 집게를 들고 나서고, 빈 그릇들을 씻으러 가장 먼저 일어서라. 박스를 옮기러 제일 먼저 몸을 일으켜라. 술 따르라 부르는 사람이 있으면 가장 먼저 일어나 어르신께 술을 따르라. 쓰레기를 버려야 할 일이 있으면 앞장서서 쓰레기를 엮어 걸어 나서라. 이런 소소한 일상의 움직임은 생각보다 많은 열량 소비효과를 가져다 줄 것이다.

1등급 다이어트 3개월 실천법 8

냉장고 속에 당신의 체중이 숨어있다

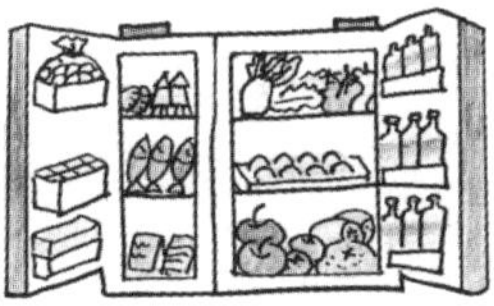

얼마 전 '음식은 내 몸에 꽂는 주사' 라는 표현을 들은 적이 있다. 음식은 결국 내 몸의 일부가 된다는 필자의 생각과 100% 일치하는 표현이다. 즉, 내가 먹는 음식은 내 몸속에 들어가 내 피를 만들고 내 세포를 만드는 밑거름들이니 좋은 음식을 골라 먹어야 한다는 의미이다.

우리가 먹는 대부분의 음식은 냉장고에 보관된다. 물론 최근에는 가공식품의 무한한 발전으로 실온 보관이 가능한 많은 먹을거리들이 부엌의 서랍장, 우리 책상 서랍의 한 켠에도 한 자리를 차지하지만 기본적인 먹을거리 창고는 냉장고다.

5년 전, 잘 알고 지내는 선배의 집을 방문한 적이 있다. 가족 모두 초청을 받은 자리라, 함께 외부에서 식사를 마치고 난 후 선배의 집에서 잠시 들러 와인 한 잔을 마시기로 했다. 아이들끼리도 친분이 있는 사이였기에 서로 냉장고를 뒤져가며 아빠들의 안주와 간식거리를 찾기 시작했다. 당시 냉장고를 열어보고 깜짝 놀란 우리 아들의 그 한 마디를 지금도 잊지 못한다.

"우와, 이모, 마트 옮겨두셨어요?" 정말 딱 맞는 표현이었다. 냉동실을 열어보니 먹다 만 피자조각은 물론, 각종 햄과 프렌치 포테이토, 해시 포테이토, 얼린 식빵, 아이스크림과 조각 떡, 굽다가 넣어둔 고기들, 쥐포, 진미채 등 언제 넣어두었는지 모르는 전 뭉치까지 웬만한 마트를 방불케 할 정도의 음식들로 가득 차 있었다.

냉장실에는 콜라와 커피음료, 맥주와 즉석우동, 대용량 치즈 및 아이들을 위한 요구르트, 가공 우유, 초콜릿이 가득했고, 생전 보지도 못한 각종 드레싱과 맛내기용 소스로 옆 칸까지 빈틈없이 차 있었다. 그때 어리고 순진했던 우리 아들은 한 마디 덧붙였다. "우리 집엔 양파랑 된장, 계란, 토마토만 있는데."

선배의 집에는 시부모님이 계셨다. 대가족이었기 때문에 무엇이든 대용량 사이즈로 음식을 구매해 두지 않으면 음식이 모자란다고 했다. 그런 선배는 1년 동안 심한 마음고생을 했다. 작년 1년 365일 중 단 50일만 집에서 잠을 잤다고 한다.

시아버지, 시어머님이 모두 혈압과 당뇨, 고지혈증 진단을 받았고 심장질환, 급기야는 뇌경색, 체중증가로 인한 디스크 통증으로 수술과 입원이 끊이질 않았다 한다. 매일 새우잠을 자며 자신의 몸을 돌볼 새가 없었고, 설상가상으로 남편 또한 혈압과 당뇨, 고지혈증이 심해짐과 동시에 디스크수술까지 했다고 한다.

그럼에도 불구하고 이 가족의 식생활은 여전했다.

필자는 이 가정의 냉장고 하나만으로도 가족의 건강과 체중을 미리 짐작할 수 있었다. 앞으로 더 걱정되는 것은 선배와 아이들의 건강이다.

가끔씩 그 선배로부터 "어쩌면 너는 지금의 나이에도 그렇게 피부와 몸매를 잘 관리하고 사니?" 질문을 받으면 이 책처럼 장황한 다이어트 이야기보따리들을 풀어서 설명하지는 않는다. 그저 "언니, 마트에 직접 가지 마시고 언니도 바쁘니까 저처럼 온라인으로 물건을 구매하세요. 저도 장보러 마트에 한 번 나가면 계획에 없는 물건이나 음식들을 한 순간 유혹에 못 참고 사게 되어서요." 선배의 자존심을 건드리지 않으면서 내가 할 수 있는 최상의 조언이었다.

여러분의 냉장고는 미래의 체중을 충분히 예상하게 해 준다. 1등급 다이어트 1개월 시작점에서 버리고 채우는 뒤엎기 훈련을 제시했다. 이젠 나쁜 것을 버리는 단호함, 몸에 좋은 야채 몇 개를 더 구비하는 것만으로는 안 된다. 건강하고 몸에 좋은 1등급 음식들로 냉장고를 채운다면 당신의 몸은 건강한 몸을 유지하면서 불필요한 군살이 절대 붙지 않게 될 것이다.

1등급 음식으로 가득 찬 냉장고에서 과지방이나 비만의 체형이 나올 가능성은 없다. 그러니 당신의 냉장고는 현재와 미래의 당신의 체중을 가늠할 수 있게 해 줄 것이다. 여기, 당신의 냉장고를 평가하게 해 줄 좋은 기준을 만들어보았다.

살 빼는 냉장고, 살 찌는 냉장고

	살 빼는 냉장고	체중 유지 냉장고	살 찌는 냉장고
냉동실	해물: 냉동해산물(오징어, 새우, 굴) 육류: 소고기 안심, 닭가슴살, 닭 안심 야채: 냉동야채(브로콜리, 컬리플라워) 생선: 연어, 대구살	반조리식품: 냉동만두, 즉석탕 육류: 등심, 가브리살, 항정살, 불고기	육류: 삼겹살, 우삼겹, 돼지갈비, 떡갈비, 차돌박이, 햄 동그랑땡 어묵, 포장 떡, 쥐포, 프렌치프라이, 옥수수, 튀김가루, 명절음식, 아이스크림 즉석양념음식
냉장실	야채: 토마토, 파프리카, 버섯, 양파, 콩나물, 시금치, 아욱, 근대, 치커리, 콜라비, 아스파라거스, 오이, 상추, 깻잎, 마늘 과일: 사과, 딸기, 참다래, 자몽 생수 계란	야채: 감자, 고구마 과일: 복숭아, 배, 오렌지, 귤 요거트, 두유, 우유	즉석우동, 즉석냉면 탄산음료, 가공우유 케첩, 마요네즈, 드레싱, 마가린 마른 반찬 과일: 포도, 망고, 수박

1등급 다이어트 3개월 실천법 ⑨

1등급들의 비밀 옷장

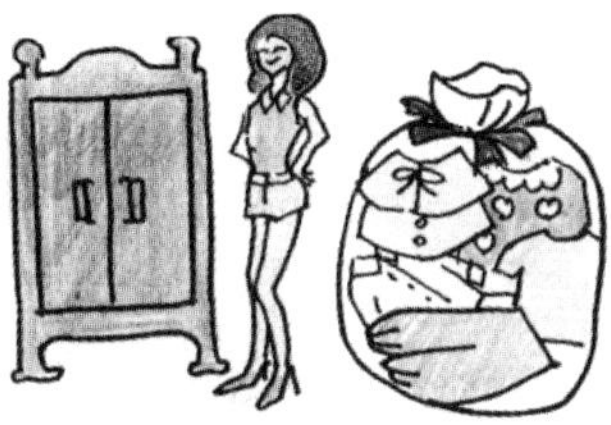

당신의 옷장을 한 번 열어보자. 당신이 여성이라면 내가 가진 옷들을 분명 용도에 따라 분류할 수 있을 것이다. 품격 있는 자리에 입고 나갈 옷, 캐주얼하고 세련된 차림에 좋은 멋내기 옷, 고기냄새가 배어도 좋은 편한 외출복, 집에서 입기 편한 옷, 그리고 또 한 가지, 남몰래 분류해 둔 '과식 옷'.

과식 옷이 무엇일까? 우리끼리는 다 아는 이야기겠지만 한 마디로 설명하자면 딱 이런 것이다. 잘 먹기 위한 회식의 자리, 박스형의 일자 원피스, 또는 맨투맨이나 후드 티와 같은 허리선이 넉넉한 옷, 즉 많이 먹어도 배 안 나와 보이는 옷들을 말한다.

몇 년 전 생선회를 무한리필로 제공한다는 일식집에 회식을 간 적이 있다. 평소엔 다이어트에 적극적인 관심을 갖고 날씬한 복장으로 한껏 멋을 내며 출근 했던 직원들이 그날따라 다들 평소와는 차림새가 달라졌다.

"오늘은 무한리필로 많이 먹어줘야 하는데 옷이 끼어서 못 먹으면 너무 짜증나잖아요. 그래서 오늘만은 모두 작정하고 허리선이 없는 옷들을 입고 오자 결의했지요."

그날 직원들은 정말 많이 먹었다. 물론 회식 다음날부터는 살들을 빼느라 난리였지만 말이다. 나 역시 그 순간 내 안에 숨겨져 있던 과식 가능성들을 발견했다. 이후로는 회식이나 외식, 잘 차려진 음식으로 과식 가능성이 높을 때엔 일부러라도 허리라인이 그대로 드러나는 원피스와 쫄티를 입고 나간다.

나 또한 먹는 것을 즐기는 미식가라서, 맛있는 음식들이 눈앞에 펼쳐질 때마다 타이트한 옷을 입고 나온 것을 매번 후회한 적이 많다. 집에 돌아갈 때엔 "아, 그래도 이 옷 때문에 내가 과식을 피할 수 있었구나." 안심하며 수만 번은 후회와 안심을 반복하는 과정을 겪었다. 지금은 알아서 타이트한 옷을 입고 순간적인 식욕이 솟구쳐도 스스로 조절할 수 있는 힘이 생겼다. 1등급 몸이 되려고 살을 뺀 이후에도 1만 시간 이상 충분히 노력한 결과이다.

이에 필자는 여러분에게 옷장의 환경을 리셋하는 것에 대해 제안하고자 한다. 일 년에 한 번씩 날을 정해 옷장을 정리하라는 것이다. 나의 경우 매년 10월 3일을 기점으로 실시하는 편인데, 그날을 옷장 다이어트의 날로 정한 이유는 다음과 같다.

첫째, 공휴일이라, 근무가 없다. 일요일은 교회에 다녀오기 때문에 옷장 정리에 많은 시간을 투자할 수 없고, 명절 연휴기간 동안에는 집안 행사로 해야 할 일이 많기 때문이다.

둘째, 여름철에는 누구나 살빼기에 신경을 쓴다. 하지만 필자가 만나온 사람들을 통계적으로 살펴보면 여름휴가 전까지 열심히 살을 뺀 후 휴가 기간 동안 잘 먹고 놀고 난 후 점점 살이 찌기 시작하다가 추석을 맞는다. 추석 동안 먹어대던 송편과 전과 갈비찜과 과일을 원망하며 다시 살을 빼려 하지만 식욕은 자꾸 상승하고 때마침 바람이 불어줘 겹쳐진 옆구리 살을 카디건으로 가려도 된다. 딱 그런 시기가 10월 3일이다.

대부분의 사람들이 이런 상태로 카디건 위에 점퍼를 입고 코트를 입고 긴 머플러를 두르며 연말까지 간다. 추위를 막기 위해 목을 감아야 할 머플러가 배를 가리는 머플러가 되고 바람을 막아야 할 재킷이 늘어난 군살을 커버해주는 가리개로 바뀌는 시기이다. 그러다 모두들 즐거운 연말 행사와 크리스마스를 보낼 즈음, 얼마 남지 않은 한 해이니 일단 다이어트는 신년으로 미룬다. "내년부터는 꼭 잘 할 거야."

매년을 그렇게 살아오지 않았는가? 하지만, 오늘 할 일을 내일로 미루는 사람들 치고 성공하는 사람을 본 적이 없다. 오늘 할 일을 내일로 미루거나 완벽히 공중에 날려 보내도 좋은 것은 상상스트레스, 짜증, 분노, 화 말고는 없다. 그러기에 10월 3일은 옷장 다이어트의 적기 중에 적기이다.

물론 필자와 달리, 여러분은 3개월째 해당되는 기간 중 휴일을 잡아

실시해도 된다.

1등급들의 옷장 정리 노하우는 다음과 같다. 단, 두 가지 원칙을 정한다. 첫째, 옷장은 반드시 한 개로만 관리한다. 둘째, 한 개의 옷을 구입하면 한 개의 옷을 버린다.

그럼 어떻게 분류, 관리하는가?

1등급 비밀옷장

	WHAT?	TO WHERE / TO WHOM?
버릴 옷	허벅지를 가려줄 A라인 치마 배가 불러도 배 안 나오는 옷 추리닝, 남편의 헌 와이셔츠 홈웨어, 잠옷대용 평상복	재활용박스에 버리거나 구청 바자회에 기증한다.
넘길 옷	비싸게 샀던 옷 색상만 예쁜 옷 버리기 아까운 옷	동생, 친척, 후배에게 넘긴다. "비싸게 산 건데, 네가 입으면 더 예쁠 것 같아서." 베푼 만큼 당신은 1등급이 되어간다.
남길 옷	스키니 바지	긴장도를 높이고 홈웨어로 입자.
	집에서만 입을 쫄티와 배꼽티	쫄티나 배꼽티를 집에서 입어라. 튀어나온 배를 보면 간식, 폭식이 안 된다.
	여자임을 느끼게 만드는 옷	100세가 되어도 왕비보다는 공주가 되고 싶은 우리는 '여자'이다.
	대접받고 싶은 옷	퍼스트클래스 대접을 받듯 우아한 옷차림은 꼭 하나 지니자, 그 옷을 입으면 섭취도 행동도 1등급이 된다.
	살쪄서 안 맞는 옷	충격요법으로 항상 간직한다. 1등급이 되면 작아서 안 맞는 옷이 커서 안 맞는다.
	숙면에 좋은 잠옷	홈웨어와 잠옷은 다르다, 최상의 숙면만을 목적으로 잠옷을 구분하라.

1등급 다이어트 3개월 실천법 ⑩

겟 어웨이(get away) 다이어트

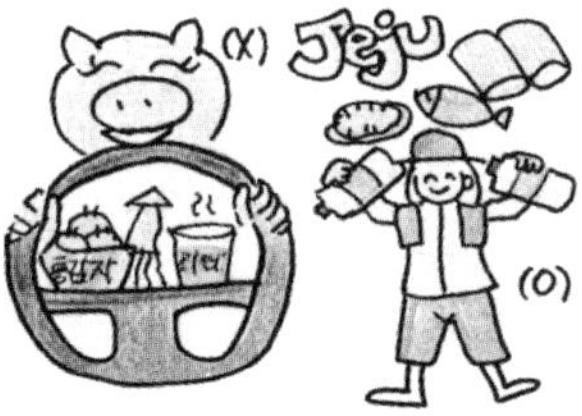

연휴가 많아지면서 사람들은 휴일과 일요일이면 1박 2일 또는 당일치기의 짧은 여행을 떠난다. 외국에서도 주말을 이용한 단기휴가라는 의미를 반영한 'get away'가 유행이다.

아무리 바쁘고 힘들어도 놀 때엔 놀아야 하는 우리는 한국인이다. 열심히 일하고 또 열심히 논다. 그래서 공휴일과 연휴가 되면 전국 고속도로가 마비된다. 나 또한 과거 시부모님을 모시고 떠난 짧은 주말여행, 차 속에서만 10시간 이상을 보냈던 지루했던 동해안 여행이 떠오른다.

모두들 즐거움을 위해서 여행을 떠난다. 하지만, 짧든 길든 여행을 떠나기 전, 설레는 마음과 함께 마음 저편에서는 살찌면 어떻게 하나 걱정이 태산이다. 어떻게 해야 할까? 여기서는 1등급들을 위한 겟 어웨이 다이어트 노하우를 짚어보려고 한다.

우리 집 컴퓨터 바탕화면에는 제주시 바닷가를 거닐고 있는 수년 전 조그맣던 우리 아들과 나의 뒷모습이 깔려있다.

아이가 초등학교 4학년 즈음, 제주도에 놀러간 적이 있다. 갑작스런 예약에 숙소를 마련하지 못했던 나는 아이에게 푸푸한 제주의 인심을 느끼게 해 주는 추억여행을 만들어 주고 싶었다. 당시 제주도에는 올레길 걷기가 유행이었다. 그래서 가족과 완주하기로 합의한 올레 8코스 앞에 위치하는 여관 방 하나를 잡았다. 인심 좋은 제주아주머니가 운영한다는 추천 여관임을 확인하고 미리 전화를 했다. 예약을 하려하니, 빈방이 많아 그냥 오란다. 가족들에게는 아주 멋진 숙소를 예약했으니 아마 깜짝 놀랄 것이라고 기대에 부풀게 하고 도착 후 우리는 여관으로 향했다.

서울 멀리서 아이까지 데려왔다면서 숙박비 5천 원을 깎아주시고, 요새 한라봉이 맛있다며 가져다주시고, 계란을 쪄서 주시고, 또 춥지 않냐면서 몇 번을 방바닥을 만져보면서 수건과 이불을 두 배로 챙겨주셨다.

이제는 먹는 일만 남았다. 제주도의 먹을거리는 갈치, 옥돔, 고등어, 갈치 회, 똥돼지 고기 등이다. 우리는 도착한 날 저녁과 다음날 세끼를 해결하고 숙박 후 바로 일어나 새벽 비행기에 탑승해야 했다. 도착한 날 저녁엔 담백한 옥돔구이, 아침에는 고등어조림과 갈치국, 점심엔 갈치조림, 저녁은 갈치회를 풍성히 썰어주는 일식집을 선택했다.

올레길을 거니는 중간에 사람들은 빵이나 김밥을 싸가서 중간에 자리를 잡고 간식으로 식사를 대신한다. 칼로리가 부담되는 고등어조림은 아침에 먹도록 하고 점심에는 꼭 갈치조림을 먹기로 마음 먹었다.

올레길을 걷다가 갈치전문점을 찾기란 쉽지가 않겠지만 주민들이 산다면 그들도 외식을 하는 식당이 있지 않을까 하는 생각이 들었다. 그렇게 올레길 코스에서 약 10분만 벗어나면 제법 싸고 맛있는 현지인 추천의 갈치전문점이 있다는 사실을 알아냈다. 그러한 철저한 계획을 세운 후, 아침에 자는 가족을 깨웠다. "무슨 아침부터 고등어조림이냐?" 핀잔을 들었지만, 막상 상이 차려지니 나보다 아들과 남편이 더 잘 먹었다. 든든히 식사하고 난 후 걷는 올레길은 고등어의 향기만큼 신선하고 맛있었다.

점심시간이 되어 올레길 코스를 잠시 10분 벗어나 갈치조림 집을 찾았다. 마치 민속촌의 한 부분을 투어 하듯 제주마을을 돌면서 갈치조림을 아주 싼 값에 맛있게 먹었다.

충분한 식사로 에너지를 충전했으니 따스한 햇살과 시원한 바람을 한껏 누리며 늪과 바다 길과 산골짜기와 평원을 오가며 인간이 걸을 수 있는 모든 형태의 땅을 다 밟을 수 있었다. 오후 5시, 우리는 완주에 성공했다. 미리 예약해 둔 갈치횟집으로 가서 정말 배불리 회를 먹었다. 그리고 숙소까지 오손도손 이야기를 나누며 제주의 밤을 만끽하며 걸었다. 새벽 비행기를 타고 서울에 돌아온 우리 가족은 한껏 즐거워했다. 어떠한가? 여행이란 이런 것이다. 맛집, 움직일 행동반경, 시간 등을 철저히 계획하고 조절하면 갑작스레 먹을 것이 없어 빵이나 초코바로 허기를 때우다가 저녁에 폭식하는 낭패를 없앨 수 있다.

물론 아무 것도 계획하지 않는 무계획의 여행도 매력적이다. 하지만 계획 없는 여행은 살찜을 감수할 수밖에 없다. 이러한 필자의 경험을 토대로 겟 어웨이 다이어트에 필요한 실천법 4가지를 언급하겠다.

① 장시간의 이동 또는 장시간 운전을 대비한 먹을 거리를 준비하라.
② 여행지에서 음식을 먹어야 할 장소와 시간, 보아야 할 관광지의 동선을 철저히 계획하라.
③ 먹고 난 후에 절대로 바로 의자에 앉지 마라. 먹은 후 움직임 없이 그대로 앉거나 운전만 하는 것은 살찌기 위한 최상의 방법이다.
④ 양손 생수병을 장비처럼 착용하라.

1등급 다이어트
3개월
실천법 ⑪

최상체중, 회복탄력성 3일 훈련법

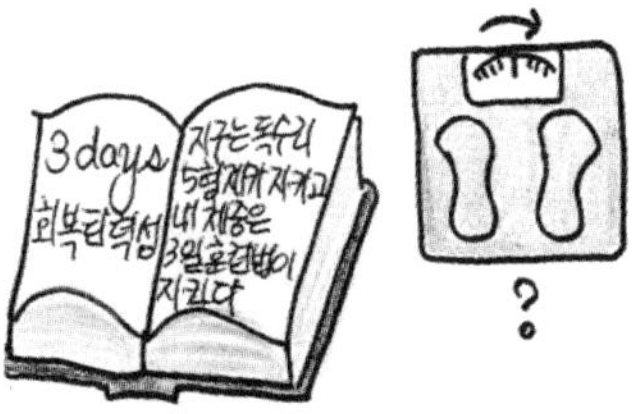

1등급 다이어트 3개월을 실천한 사람들에게 항상 질문한다. “지금부터는 내 몸의 적정체중을 유지하는 훈련이 필요해요. 그러려면 그 적정체중을 스스로 정확히 알아야 합니다.” 다이어트 2개월 이상 실천한 지금, 체중계의 눈금은 내려가 있지만, 체중을 재는 그 순간만 행복할 뿐 나머지의 삶은 다이어트로 인한 각종 짜증과 지나친 긴장으로 얼룩져 삶의 질이 낮아지는 수치, 그것은 적정체중이 아니다.

적정체중치에서 약 500g만 더 쪄도 몸이 너무 무겁다. 일일이 500g이 늘었음을 뇌로 생각하고 칼로리를 따지지 않아도 최상의 컨디션에서 벗어난 것이 불편하여 몸이 알아서 셀프 조절을 할 수 있는 체중이 적정체중이다. 그 적정체중에서 약 500g이라도 더 빠지면 기운이 빠져 힘도 없고 삶의 활력이 떨어진다. 체력도 부족하고 짜증도 많아진다. 그저 체중계에 있는 감소 수치를 볼 때만 쓴 웃음을 짓게 되고 어떻게든 내 몸은 다시 자동적으로 적정체중으로 회복된다. 따라서 이 적정체중을 만들면 몸도 가볍고 정신도 맑다. 스트레스에 대해 민감하지 않으며 충분한 리워드로 외부적, 내부적 스트레스를 적절히 조절할 수 있다.

몸의 컨디션이 좋으니, 체력이 부실하여 하고 싶은 일을 못하는 경우는 없다. 바로 이러한 적정체중을 필자는 '최상체중' 이라고 정의한다. 이것은 최저체중도 아니요, 소위 말하는 체질량지수와 체지방율을 기준으로 보는 정상체중을 의미하지도 않는다. 경험적으로 이 최상체중은 평균체중에서 약 5% 이상을 더 뺀, 우리가 달성했던 1등급 체중과 대부분 일치한다. 마음과 몸의 컨디션이 최상을 이루는 상태이다.

사람의 몸은 서로 다르고, 각자가 처한 환경, 각자가 치러야 하는 외적, 내적인 스트레스 모두 다르다. 그러나 1등급 몸을 만들고 유지해 나가기 위하여 지금까지 해 왔던 전략을 활용한 후 객관화된 1등급 체중을 주관화한 최상체중과 일치시키는 훈련을 반드시 해야만 한다. 그리고 항상 머릿속에 그 최상체중을 염두에 두어야 한다.

무엇이든 목표를 달성하거나 달성한 목표를 유지하는 데에는 기준이 필요하다. 어중간한 마음으로 "빼면 좋지."라고 말하는 것은 "착하면 좋지."라고 생각하는 소극적인 사고에 지나지 않는다. 기준 없는 실천은 극히 주관적이기 때문에 나만의 벽을 쌓아 잘못된 오류에 빠질 수도 있다. 그 시간이 장기화 될수록 객관적인 기준과는 더욱 타협하기 싫어하면서 내 경우는 특별하다고 외치는 독선에 빠지게 된다. 따라서 여러분은 이제 반드시 1등급 체중을 최상체중으로 만들고, 기억하고, 뇌로 학습하며 평생의 나의 최상체중의 기준으로 삼아야 할 것이다.

그 다음의 할 일은 그 최상체중을 유지하는 비법이다. 살다보면 많은 일들이 있다. 나는 원치 않았는데 연이어 호텔뷔페에서의 모임이 저녁마다 무제한 와인과 함께 이어질 때도 있다. 결혼한 여성들은 명절이 되면 명절음식을 고문당하듯 이어 먹고 연휴 마지막 날이 되면 그동안의 고생을 위로하듯, 위안용 음식을 탐하며 과식하기 십상이다.

따라서 필자는 1등급 다이어트 1, 2, 3개월 각각의 실천을 이렇게 정의하고 싶다. 1개월은 평균체중으로 정상을 만드는 시기, 2개월은 1등급 몸의 체중을 만드는 시기, 3개월은 최상체중을 스스로 확신하고 그를 기준으로 체중의 회복탄력성을 훈련하는 시기이다.

3개월은 체중을 줄이기보다 이탈될 수 있는 1kg의 체중도 다시 최상체중으로 회복하는 방법들을 익히는 위기조절능력을 배울 것이다. 이것이 체중의 회복탄력성이다.

필자도 사람인지라, 항상 1년 365일 내내 측정한 체중이 눈금 하나 이탈 없이 동일한 체중을 유지하지는 않는다. 더 먹으면 올라가고 잠을 덜 자도 올라가고 생리를 하면 올라간다. 하지만 반드시 어떤 상황에서도 내가 생각한 최상체중으로 회복하고자 노력한다.

여기에 최상체중 회복을 위한 체중회복 3일 훈련법을 제시하도록 하겠다. 이는 필자가 1등급 몸을 유지하면서 25년 동안 체중을 지속적으로 유지해 온 비결이기도 하고 실제로 많은 분들에게 다시는 돌아오지 않는 1kg을 만들기 위해 학습시키는 부분이기도 하다. 대신 딱 3일만 이렇게 실천하고, 그 이후엔 다시 1등급 다이어트 3개월 실천 훈련을 지속하길 바란다. 이 체중회복 탄력 실천사항은 건강을 유지하면서 뇌를 화나게 하지 않으면서 다시 최상체중으로 복귀시키는 단기간 훈련으로 3일 이상 실시하지 않아야 한다. 장기화되면 단조로운 식단으로 몸과 마음의 스트레스는 늘어난다. 섭취의 다양성이 좁으니 최적화된 몸을 유지하기엔 힘들 수 있기 때문이다. 즉, 실력을 어느 정도 닦아 왔지만, 며칠 동안 여행을 다녀와 공부 집중이 안 되는 학생이 막바지 집중 훈련 3일로 자신의 실력을 찾는 것과 같다. 먹는 것, 소비하는 것, 스트레스 영역까지 반드시 최상체중 3days 회복탄력성을 훈련하길 바란다.

최상체중의 3days 회복탄력성 실천표

섭취	아침	계란 1알은 반드시 식탁에서 접시에 두고 나이프와 포크로 자르며 먹도록 한다. 곁들인 음식은 토마토 1개 또는 방울토마토 5알이다.
	점심	닭가슴살(2일차 닭 안심, 3일차 소 안심) 150g, 노란 파프리카1개 슬라이스, 적양파 얇게 슬라이스 1/2, 데친 브로콜리1접시 드레싱 X
	저녁	새송이 버섯구이(소금구이, 기름사용X) 3송이 슬라이스, 생양배추 주먹 크기, 노란 파프리카 1개
	간식	간식은 없다. 허기가 지면 물로 섭취하고 간식이 당기면 용기포장이 예쁜 무가당 미네랄워터나 탄산미네랄워터를 섭취한다.
소비	걷기	3일간 하루도 빠짐없이 만보계의 만보 이상을 달성하라. 하루라도 달성 못한 날은 하루를 공제하고 새로운 하루를 더해 실천해야 한다.
	움직임	식후 바로 의자에 앉지 말라. 식사 후엔 바로 혈당이 오르고 인슐린이 분비된다. 섭취 후 바로 앉지 말고 몸을 움직여서 혈당이 오르는 것을 지연시켜라.
스트레스	수면	매일 10시에 잠들어라. 9시에 자면 더 좋다. 성장호르몬의 분비를 최적화시킬 수 있는 좋은 숙면의 최적화를 위해 밤 10시~새벽 2시 사이에 최대한 숙면의 시간을 끼워 맞춰라. 스트레스가 줄고 피부가 재생되고 무겁고 찝찝했던 컨디션이 눈에 띄게 호전된다. 그리고 긍정의 마음이 살아난다.

1등급 다이어트 3개월 실천법 ⑫

보아라, 느껴라, 들어라, 맡아라. 살이 빠진다

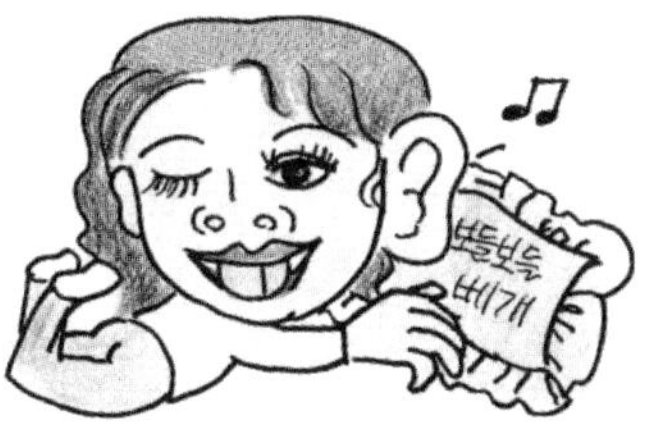

사람의 감각 중 가장 많이 발달된 감각 기관이 무엇일까? 바로 혀로 느끼는 맛, 미각이다. 하지만 감각에는 미각만 있는 것이 아니다. 촉각도 있고, 후각도 있고 청각도 있다. 아니 있었다.

현대인들은 스트레스가 많아지면서 좋은 냄새를 코로 맡고, 좋은 풍경을 눈으로 보고, 좋은 감촉을 손으로 느낄만한 시간적 여유도 마음의 여유도 없어졌다. 그래서 사람들은 우리가 느낄 수 있는 다양한 감각을 통해서 골고루 행복을 느낄 수 있음에도 불구하고 미각, 즉 맛을 통한 행복에만 몰두한다. 미각의 행복이 비교할 수 없는 절대적인 행복의 힘이라고 생각한다.

원래 사람은 좋은 냄새에 취해 끌려가고 좋은 소리에 이끌려 발길을 옮긴다. 사랑하는 사람의 부드러운 손길, 멋진 아빠의 까끌거리는 턱수염, 부드러운 극세사의 감촉은 당장이라도 달려가 느껴보고 싶은 유혹이다.

필자는 커피향에 약하다. 겨울철이 되면 동네 카페 앞을 거닐기엔 대단한 용기가 필요하다. 눈이라도 오면 건물 입구의 바닥의 미끄러운 타일은 스케이트를 타는 느낌이다. 그럼에도 불구하고 그 커피향에 끌려 잠시 발걸음을 멈춘 채, 카페 앞으로 걸을까, 그냥 다른 길로 걸을까를 항상 고민한다. 그만큼 내겐 커피향이 주는 매력이 미끄러지는 위험을 고민할 정도로 상당하다. 카페인이 숙면을 방해했던 수많은 경험 때문에 휴일 낮 2시 이후로는 커피를 내려서 향만 섭취하지만 굳이 커피를 먹지 않았음에도 향이 주는 기쁨은 상당하다.

청각의 기쁨도 상당하다. 사실 나는 한 끼를 굶기가 고통스럽다. 다이어트를 하기 이전에는 몇 끼니를 굶어도 잘 참았지만, 다이어트를 하고 살을 뺀 이후에는 한 끼를 굶는 고통이 너무 크다. 어느 날 아끼던 후배 한 명이 '노트르담 드 파리' 공연 티켓을 선물했다. 하필이면 그 공연은 8시 시작이었고 10분 전에 입장을 완료해야 했다. 직장은 7시에 끝났고 밥을 먹고 달려갔다간 들어갈 수 없는 상황이었다. 겨우 구운 계란 한 알과 생수 한 병으로 버티며 3시간이 넘는 공연을 보았다.

분명 나는 배가 고프고 당이 떨어져 공연이 끝나면 아무 것도 하지 못할 줄 알았다. 하지만, 그러기엔 프랑스 배우의 목소리가 가슴을 울리고 귀에서 맴돌았다. 먹지 않아도 청각의 호사를 즐기며 배고프지 않은 멋진 경험을 했다. 안 먹어도 행복해진다. 나처럼 단순했던 사람이 이런 청각의 감동에 젖어 변화할 것이라는 것은 상상도 하지 못했다.

여러분들은 어떠한가? 다이어트 한다고 어떻게 하면 덜 먹는지, 어떻게 하면 더 좋은 음식을 먹는지도 중요하지만, 인간이 느끼도록 신이 허용해 준 모든 감각을 충분히 활용한다면 진정한 1등급으로 삶의 질이 풍요로워지지 않을까?

먹는 행복은 중요하다. 1등급 음식을 미식하면서 1등급 몸에 도달하는 것, 무척이나 중요하다. 하지만 먹는 행복 외에 듣는 행복, 맡는 행복, 손으로 느끼는 행복은 우리의 뇌를 행복하게 해준다. 여러분이 1등급 다이어트로 1등급 몸을 만들어 평생 행복한 1등급 삶을 살기 위해서는 이러한 감각들을 넓히고 연습해야 한다. 내가 어떤 음악을 들으면 가슴이 설레는지, 어떤 촉감의 옷과 이불의 감촉을 느끼면 기분이 좋아지는지, 어떤 향기를 맡으면 내 자신이 공주가 된 듯 황홀감을 느끼는지 관찰하기를 권한다.

이런 오감만족의 훈련을 지속한 사람 중 폭식을 계획하는 사람은 한 명도 없을 것이다. 따라서 우리는 이런 다양한 감각의 세계와 미각에 자연스럽게 균형을 만들 줄 알아야 한다. 무엇보다 그 감각의 다양성을 넓히는 투자에는 꼭 내 돈을 쓰기 바란다. 내 돈으로 몇 번을 고민해서 선택한 향수, 부드러운 촉감의 블라우스, 최고급 이어폰과 스피커는 내 몸같이 소중한 내 것들이다. 더 아끼고 더 누리고 더 즐김으로써 그 물건의 가치는 더해지고 그로 인한 행복은 커질 것이다.

한 유명한 강사분이 이런 말을 했었다. 자신은 공짜 강의는 절대 하지 않는다고. 돈을 벌기 위해서가 아니라, 청자를 위함이란다. 왜냐하면 단 돈 만 원이라도 자기 돈을 직접 내고 와서 강연을 들은 사람은 그 시간을 통해 더 경청하고 더 얻으려 노력하기 때문에 더 많은 것을 얻어간다고 한다. 필자 또한 내게 진정으로 필요하다는 인식이 강할 때는 그것을 비용이라 생각지 않고 반드시 내 돈을 투자한다. 내 삶의 질을 높여주는 투자이다. 소득을 따지는 소비가 아니고 이윤을 따지는 비용이 아니다. 우리가 쓰는 돈 중에 불필요한 소비만 줄인다면 내가 사용하는 돈과 시간의 전부는 모두 나를 위한 투자가 되는 것이다. 솔직히 공짜로 받은 물건보다 내 돈 모아 산 물건이 소중하지 않던가.

매일 매일 쏟아지는 24시간이라는 선물 보따리, 매일 열심히 일하여 땀 흘린 만큼 쌓여지는 돈, 모두 나를 위한 투자로 선택할 수 있어야 한다.

1등급 다이어트로 최상체중을 유지하는 훈련에는 이런 깨알 같은 삶의 철학이 깃들여져야 한다. 왜냐하면 1등급 다이어트의 최종 목적은 1등급 몸을 통해 1등급 삶을 살기 위한 것이기 때문이다. 겉으로만 날씬해 보이고 거짓 체중과 체중계의 눈금만으로 행복을 느끼는 다이어트와는 크게 차별되어야 하기 때문이다.

이 글을 읽는 여러분이 10대이든, 20대이든, 30대이든, 40대이든 상관없다. 우리는 다 똑같이 늙어가고 언젠가는 엄마가 되고 할머니가 되고 마지막 죽음을 맞이한다. 살아온 삶으로 따지는 나이보다 하루하루 나이 듦에 따른 삶의 철학을 배워갈 수 있다면 결코 젊음과 멀어져도 중년이 무섭지 않다. 오히려 행복하다. 젊은 아가씨들을 보면 너무 예쁘다. 하지만, 만일 내게 20대로 다시 돌아가라고 한다면? 나의 대답은 'No' 이다. 그때와 달리, 내 몸은 노화되었을 것이고 여성다운 아름다움도 줄었을 것이다. 하지만 나이가 들어 지식과 경험의 지혜가 쌓여 건강과 행복을 위해 노력하고 하루하루 달라진 삶에 행복을 더할 수 있는 이런 깨알 같은 해법들을 여러분에게 알려줄 수 있으니 감사하다. 그리고 누구보다 날씬한 지금의 나를 사랑한다.

언젠가 인생의 마지막 날, 인생이라는 멋진 소풍을 끝내고, 웃으며 생을 마감할 수 있는 멋진 할머니가 되었으면 좋겠다.

이렇게 듣고, 보고, 느끼고, 맡는 행복들이 여러분의 평생을 더욱 값지게 만들어 줄 것임을 필자는 확신하며 나 또한 오늘도 그 실천의 길을 행복하게 걷고 있다.

1등급 다이어트 1개월 7days 식단

우리의 몸은 체중 및 식욕과 관련된 호르몬과 신경전달물질이 존재한다. 신체에 필요한 필수영양소란 단순히 탄수화물, 지방, 단백질 뿐이 아닌, 비타민, 무기질, 물까지 신체 각 기관의 정상적인 기능과 호르몬을 만들어내는 원료를 뜻한다. 따라서 신체가 필요로 하지 않는 기존의 당류, 정제탄수화물, 트렌스지방의 섭취에서 벗어나 필수영양의 섭취를 최대치로 올려 몸의 기능을 회복하고 체중을 빼는 데 중점을 둔다.

체중빼기에 있어서 알아야 할 것은 높은 칼로리가 체중을 증가시킬 수는 있으나, 체중을 빼는 데 있어서는 칼로리가 전부가 아니라는 사실이다.

다음의 1등급 다이어트 한 주 식단을 참고하여 4주의 섭취를 그 안에서 조리 있게 교차하여 섭취하기 바란다. 다만, 주말 이틀간은 가급적 곡류와 과일까지 모두 배제한 고단백, 고섬유소 중심의 1등급 음식만 섭취하여 에너지 가동률과 배출력을 높이기에 힘쓰자.

처음 시작일이 수요일이라면 1day 시작 일을 꼭 월요일로 맞추기 위해 4일을 미룰 필요는 없다. 3day 수요일을 시작점으로 시작하면 된다.

편의상 6day, 7day는 주말로 활용하며 1~5day를 평일에 유지하면 좋다. 단, 식사시간은 정확히 고정한다. 최적의 시간은 8시, 12시, 6시 정도이나 직장 여건과 스케줄에 따라 변동가능하다. 단, 섭취의 최종마감 시간은 항상 8시로 정한다.

1등급 다이어트 1개월 7days 식단

1day		
아침	점심	저녁
삶은 계란 껍질째 먹는 사과 1개 토마토 1개(중)	현미병아리콩밥 1/2, 기름 뺀 참치 50g (동원라이트튜나) 깻잎, 치커리, 파프리카 1/2개 채 썰어 만든 비빔밥. 초장보다는 된장 사용 브로콜리 데친 것	계란 프라이(No oil) 1개 새송이버섯 2송이와 파프리카 슬라이스 (No oil, 소금구이)

2day		
아침	점심	저녁
삶은 계란 1개 딸기 5알 방울토마토 7알	연어오븐구이 (No oil added) 200g 브로콜리 데침 7조각 양송이버섯구이 5알 양상추 주먹크기 분량	새송이 버섯 2송이 소금구이 양상추, 치커리 토마토 슬라이스 (발사믹 식초)

3day		
아침	점심	저녁
낫또 1팩(소스X) 기름소금을 바르지 않는 김 백김치 1접시	현미병아리콩주먹밥 4덩이 (소금X, 기름X) 느타리버섯볶음 구운 멸치 50g(레인지 1분) 연어캔 50g 백김치 브로콜리 마늘찜	오징어숙회 150g 간장, 고추냉이 소량(초장 X) 파프리카 1/2 오이, 상추, 깻잎쌈

1등급 다이어트 1개월 7days 식단

4day		
아침	점심	저녁
감동란 1개 껍질째 먹는 사과 1/2 자몽 1/2	현미밥 1/2 해초무침(간장, 얇게 썬 양파, 다진 마늘, 깨소금) 문어숙회 70g 해초비빔밥 (고추장 대신 된장 소량 사용)	닭 안심구이 150g (오븐에 마늘, 양파를 얇게 썰어 함께 구워 먹기, 소금 후추 소량) 브로콜리 마늘찜 노랑 파프리카 1/2개

5day		
아침	점심	저녁
반숙란 1개 딸기 5알 자몽 1/2개	현미병아리콩밥 1/3 통배추콩비지탕국 대접 1그릇 브로콜리 마늘찜 풋고추 3개(초장 X) 노랑 파프리카 1/2개	삼치구이 150g(No oil) 새송이버섯구이 2송이 상추쌈, 깻잎쌈, 오이 1개 백김치

6day		
아침	점심	저녁
팽이버섯계란찜 (팽이버섯 잘게 썰고 계란 1알 풀어서 국간장 티스푼 1/4 전자레인지 2분)	현미병아리콩밥 1/2 홍합미역국(건더기) 가자미구이 (닭가슴살 50g 대체 가능) 브로콜리찜 백김치 시금치나물 or 콩나물	연어에그베네딕 (수란 2개, 연어 2조각, 양파, 어린잎 채소) 에그베네딕트의 변형으로 빵과 홀랜다이즈 소스 대신 발사믹 식초

7day		
아침	점심	저녁
삶은 계란 1개 체리 3알 방울토마토 5알 딸기 5알	소 안심구이 200g 대하구이 5마리(No oil) 가지구이 1/2 파프리카구이 1/2 생오이 1개 양배추 한 주먹(쌈장X)	기름 뺀 참치 100g (동원라이트튜나, CJ워터튜나) 치커리, 양상추, 어린잎채소 1팩 애플사이다비니거

1등급 다이어트 2개월 7days 식단

1개월 7days 식단 실천을 기본으로 하되, 에너지 효율을 높일 수 있는 1등급 음식의 확대 및 2등급 음식의 종이컵 분량을 활용하여 좀 더 다양한 식단을 활용할 수 있다. 더불어 외식에 활용할 수 있는 저지방·고단백 음식과 인슐린 분비를 부추기지 않는 적정양의 탄수화물로 식감을 더하도록 한다.

여기서 중요한 점은 밥 대신 감자, 고구마, 밤, 옥수수 등의 전분성 음식을 대용식으로 활용하는 것은 시기상조임을 명심해야 하고, 소고기, 돼지고기, 닭고기의 부위별 섭취를 확대하여 외식, 회식, 미식 가능한 섭취노하우를 배우도록 한다.

마찬가지로 7일간의 식단을 통하여 2개월 차 한 달 식사 시 교차섭취가 가능하며, 주말에는 곡류를 제외하고, 과일은 아침 식사 이후로는 반드시 금하는 원칙을 세운다.

7days 식단의 실천을 기본으로 2개월 실천법 12가지를 실천한 당신은 이제 내 인생의 첫 1등급 체중에 도달한다.

1등급 다이어트 2개월 7days 식단

1day		
아침	점심	저녁
삶은 계란 껍질째 먹는 사과 1개 체리 5알 아몬드 5알	현미병아리콩밥 1/2 기름 뺀 참치 50g 깻잎, 치커리, 파프리카 1/2개 채 썰어 만든 비빔밥 초장보다는 된장 브로콜리 데친 것	연어레몬구이 200g 가지 1/2개 양파 1개 새송이버섯 2송이

2day		
아침	점심	저녁
삶은 계란 1개 바나나 1개 방울토마토 7알 아몬드 5알	생선회덮밥 (밥 3/4공기, 모든 야채와 회, 초장은 소량) 야채샐러드	오징어숙회(150g) 샐러드, 양송이버섯 6개 양상추, 치커리, 적양파 토마토 슬라이스 (발사믹식초)

3day		
아침	점심	저녁
과일샐러드 껍질째 먹는 사과 1/3 상추, 오이, 파프리카, 브로콜리 오렌지 1/2개 토마토 1개 아몬드 3알	연어오븐구이(No oil) 200g 양송이 버섯구이 5알 양상추 주먹크기 브로콜리 데침 7조각	소 토시살 150g 버섯구이, 상추, 깻잎 맵지 않은 김치 치커리양파샐러드

4day		
아침	점심	저녁
감동란 1개 바나나 1개 자몽 1/2개 아몬드 5알	복지리탕(건더기만) 공기밥 1/2 미역초무침 복껍질무침	닭안심구이 150g (마늘, 양파를 얇게 썰어 함께 구워 먹기) 브로콜리마늘찜 노랑 파프리카 1/2개

5day		
아침	점심	저녁
반숙란 1개 딸기 5알 자몽 1/2개 아몬드 5알	스테이크샐러드 (소안심 100g) 양상추, 적양파, 파프리카, 오이, 시금치, 영양부추 샐러드 (발사믹 식초 소량)	미역국수 1봉 김치, 오이, 상추, 깻잎 고추장 소량 사용 삶은 계란 1개 기름소금 바르지 않은 김 참깨

6day		
아침	점심	저녁
소스 없는 에그베네딕트 수란 2개 연어 2조각 아스파라거스 2조각 (발사믹 식초 또는 No 드레싱)	닭가슴살 200g 오븐구이 마늘 브로콜리찜 (브로콜리에 양파와 마늘 올리브과육을 썰어 간장을 살짝 넣어 끓이면 초장 없이도 섭취가능) 백김치(또는 씻은 김치) 시금치토마토샐러드	광어 우럭회 200g 고추냉이간장 상추, 깻잎쌈(쌈장X, 된장 소량) 매운탕의 생선살 건더기 (밥과 매운탕 수제비 생략)

7day		
아침	점심	저녁
낫또 1팩 껍질째 사과 1/2개 자몽 1/3개 딸기 5알	돼지 갈매기살구이 200g 새송이버섯구이 파프리카 1개 오이 1개 양배추 한 주먹 (또는 방울양배추 7개) 치커리양파샐러드(발사믹 식초)	데친 두부 100g 느타리버섯양파볶음 (소금을 뿌려 버무린 후 물기가 생길 때 약불로 볶고 참기를 대신 참깨를 뿌리면 참깨에 함유된 지방 외 유익한 성분까지 함께 먹을 수 있다.) 깻잎, 상추쌈

1등급 다이어트 3개월 7days 식단

3개월 실천은 1등급 몸을 평생 유지하기 위한 훈련의 시간이다. 사회생활에 필수적인 회식도 적극적으로 다이어트에 활용할 줄 알아야 하고, 미식을 즐기며 행복을 누리는 연습도 필요하다. 먹는 것을 터부시하고 죄악으로 여기는 잘못된 관념 자체를 바꾸는 노력이 필요하다. 그러려면 1등급 외식, 1등급 요리로 평생 살이 찌지 않는 식습관을 뼈 속까지 익혀야 한다.

더불어 의·식·주·성의 즐거움을 균형 있게 일상화시켜, 삶의 즐거움이 먹는 즐거움으로만 편중되지 않도록, 먹는 것이 취미가 되지 않도록 다양한 행복을 늘려나가는 훈련 또한 필요하다.

3개월차 7일간의 식단을 교차 섭취하되, 1등급 체중을 이탈시키는 상황이 될 때엔 반드시 11번째 훈련법에서 제시한 3일간의 '체중의 회복탄력성 식단'을 시도하기 바란다.

과거에 경험한 수많은 다이어트를 이젠 즐겁게 반성하라. 아는 만큼 즐기는, 더 먹고 더 뺄 줄 아는 당신은 1등급이다.

1등급 다이어트 3개월 7days 식단

1day		
아침	점심	저녁
모닝두부 삶은 계란 자몽 1개	현미병아리콩밥 1/2 생태찌개(또는 동태찌개) 콩나물무침 미역초무침 브로콜리	새우소금구이 15마리 오이 1개 노랑 파프리카 1개

2day		
아침	점심	저녁
낫또 1팩 백김치(씻은 김치) 깻잎쌈 10장 기름, 소금을 바르지 않은 김 껍질째 사과 1/2개	생선회덮밥 (밥 3/4공기, 모든 야채와 회, 초장 소량) 야채샐러드	가지구이(영양부추간장 소량) 연어 레몬찜 200g 브로콜리

3day		
아침	점심	저녁
소스 없는 에그베네딕트 수란 2개 연어 2조각 적양파 채 썬 것 (발사믹 식초 또는 No 드레싱)	현미밥 1/2 냉이두부된장국(건더기) 삼치구이 시금치나물 양배추쌈	소안창살 200g 양송이버섯구이 상추, 깻잎 아스파라거스구이 치커리양파샐러드

1등급 다이어트 3개월 7days 식단

4day		
아침	점심	저녁
병아리콩닭가슴살샐러드 (삶은 병아리콩 70g, 작은잎채소, 닭가슴살 80g, 방울토마토 7개, 치커리, 양송이버섯 7알, 발사믹 식초1ts)	대구탕(건더기 모두, 국물X) 공기밥 1/2 미역초무침 복껍질무침	두부구이 150g 새송이버섯구이 씻은 김치 볶음 깻잎쌈

5day		
아침	점심	저녁
반숙란 2개 딸기 5알 자몽 1/2개 아몬드 5알	스테이크샐러드 (소안심구이 100g) 양상추, 적양파, 파프리카 오이, 시금치, 부추 샐러드 (발사믹 식초 소량)	생선회(광어+우럭) 200g 오이 1개 상추, 깻잎

6day		
아침	점심	저녁
연어슬라이스 2조각 아스파라거스구이 2조각 체리 5알 아몬드 3알	해물카레곤약면 볶음 (오징어 1/4마리, 새우 5개, 관자 5알, 마늘, 양파, 강황가루 작은 1술, 카레분말 1술, 브 로콜리, 피망, 곤약면 150g)	전복표고버섯마늘볶음 양배추쌈 새송이버섯구이 1송이

7day		
아침	점심	저녁
현미병아리콩팥죽 1/2공기 (팥, 현미 한 주먹, 병아리콩 한 주먹 체에 거르지 않고 통째로 끓이기), 물김치 건더기	채끝등심구이 100g 소안심구이 100g (새송이버섯 1송이 구이) 파프리카 1개, 오이 1개 가지 버섯양파구이 (발사믹 식초)	참치샐러드 (동원라이트튜나 100g, 치커리, 방울 양상추, 양송이 5알, 토마토, 적양파, 브로콜리 6개) 애플사이다비니거

살 빠지는 스트레스 호르몬, 딱 요만큼!

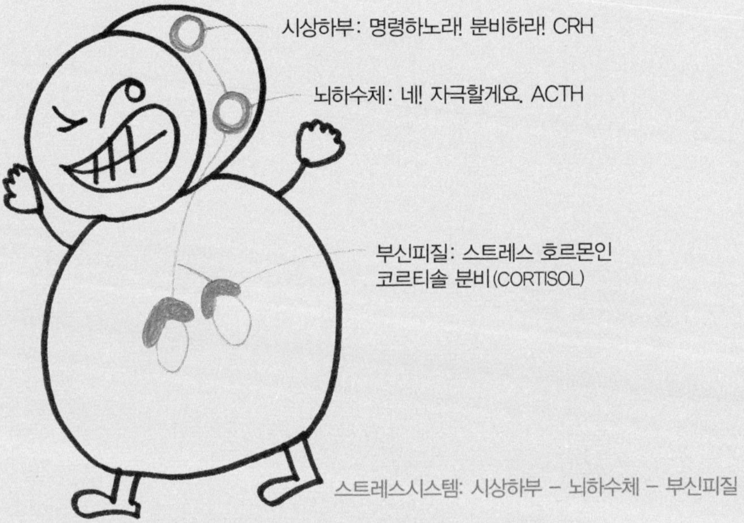

코르티솔의 양	체형의 변화	특징
normal (적절)	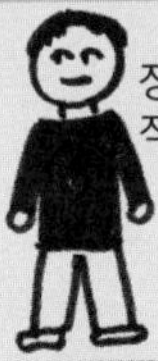	탄수화물, 단백질, 지방을 에너지원으로 최대가동 대사촉진 적정 체중
excessive (과다)	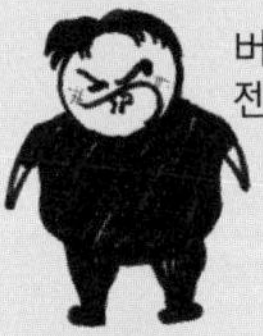	시상하부 CRH → 리워드 자극 → 식욕상승 HSD(비활성코르티솔을 활성코르티솔로 전환) → 지방 저장 활성 테스토스테론 감소 → 근육량 저하 비만(복부비만, 서양소 어깨(buffalo hump), 둥근 얼굴, 팔다리 쇠약)
exhausted (고갈)	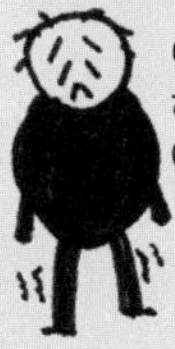	코르티솔의 고갈(에너지의 효율적 사용의 어려움) 저혈당, 면역저하, 각종 알레르기, 탈모, 물살, 만성피로증후군

식욕을 줄여주는 행복 분류표

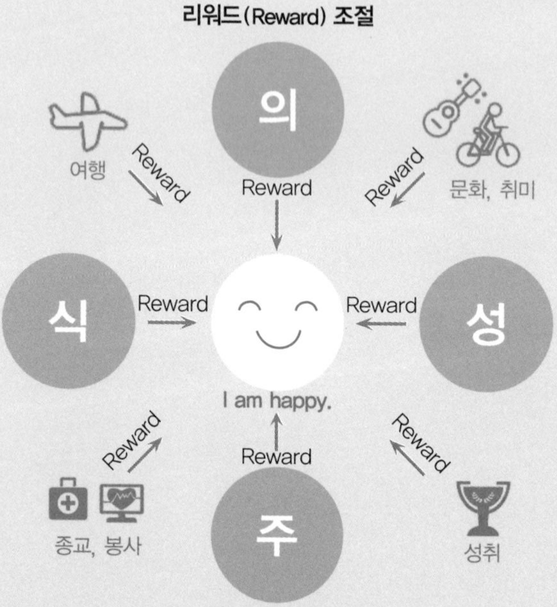

1. 1차성 리워드 – 본능적: 의, 식, 주, 성

의	예쁜 옷, 옷쇼핑, 패션코디, 몸매 만들기
식	미식, 맛있는 1등급 음식, 맛집 탐방
주	침구, 안락한 주거공간, Bath soap
성	부모–자식, 남녀의 사랑, 연예인 좋아하기, 애완견 키우기

2. 2차성 리워드 – 사회적: 성취, 문화 · 취미, 여행, 종교, 봉사

성취	명예, 성적 향상, 능력 인정 등
문화·취미	공연, 스포츠, 미술, 음악, 사진, 수집
여행	휴일나들이, 주말여행, 해외여행
종교·봉사	타인에게 영향력을 주어 자신이 필요한 존재임을 느낌

일상 활동 칼로리(Non Exercise Activity Thermogenesis)

활동		시간당 소비칼로리		
		0~50	50~100	100~200
가정	숯불에서 굽기		V	
	저녁요리		V	
	다림질		V	
	창고, 차고 정리			V
	마트 쇼핑			V
	청소			V
	그림 벽에 걸기			V
	세탁			V
	옷장정리하기			V
	벽 페인트 칠하기			V
	청소기로 청소			V
일반	자동차 운전	V		
	서있기		V	
	밴드 스트레칭		V	
	스트레칭		V	
	계단 오르기			V
	유모차 밀기			V
	걷기			V
	말하면서 걷기			V
	집 주변 걷기			V
	개 산책 시키기			V
	일하면서 걷기			V
야외	개와 함께 놀기			V
	원예			V
	잔디 깎기			V
	꽃 심기			V
	갈퀴로 낙엽을 긁기			V
	눈 치우기			V
	자동차 세척			V
	나무에 물주기			V
취미	빵 굽기		V	
	보드게임하기		V	
	바느질하기		V	
	악기연주		V	
	자전거			V
	새 관찰			V
	볼링			V
	댄스			V
	낚시			V
	마당에서 원반던지기			V
	도보여행			V
	카약(노젓기)			V

※ 비교 포인트: 자동차 운전의 시간당 소비칼로리가 가장 낮다. 운동으로 여기는 스트레칭보다 개와 함께 산책하는 시간당 소비칼로리가 높다.

상위 4%를 만드는

1등급 다이어트